CONTRIBUTION A L'ÉTUDE
DU TRAITEMENT
DU PSORIASIS
ET EN PARTICULIER
DE SON TRAITEMENT
PAR LES TRAUMATICINES MÉDICAMENTEUSES

PAR

Jules BELLAN

Docteur en médecine de la Faculté de Paris,
Ancien externe (médaille de bronze) des hôpitaux de Paris.

PARIS
A. PARENT, IMPRIMEUR DE LA FACULTÉ DE MÉDECINE
A. DAVY, successeur
52, RUE MADAME ET RUE MONSIEUR-LE-PRINCE, 14

1884

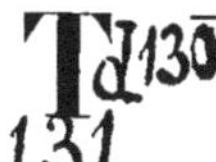

CONTRIBUTION A L'ÉTUDE

DU TRAITEMENT

DU PSORIASIS

ET EN PARTICULIER

DE SON TRAITEMENT

PAR LES TRAUMATICINES MÉDICAMENTEUSES

PAR

Jules BELLAN

Docteur en médecine de la Faculté de Paris,
Ancien externe (médaille de bronze) des hôpitaux de Paris.

PARIS
A. PARENT, IMPRIMEUR DE LA FACULTÉ DE MÉDECINE
A. DAVY, successeur
52, RUE MADAME ET RUE MONSIEUR-LE-PRINCE, 14

1884

CONTRIBUTION A L'ÉTUDE

DU TRAITEMENT

DU PSORIASIS

ET EN PARTICULIER

DE SON TRAITEMENT

PAR LES PULVÉRISATIONS MÉDICAMENTEUSES

PAR

Jules ZELLAN

Docteur en médecine de la Faculté de Paris,
Ancien externe (médaille de bronze) des hôpitaux de Paris

PARIS

A. PARENT, IMPRIMEUR DE LA FACULTÉ DE MÉDECINE
A. DAVY, successeur
52, RUE MADAME ET RUE MONSIEUR-LE-PRINCE, 14

A MON PÈRE ET A MA MÈRE

A MON FRÈRE

A MON PRÉSIDENT DE THÈSE

M. LE PROFESSEUR FOURNIER

Professeur de clinique des maladies cutanées et syphilitiques
à la Faculté de médecine de Paris,
Médecin de l'hôpital Saint-Louis,
Membre de l'Académie de médecine,
Chevalier de la Légion d'honneur.

A M. LE DOCTEUR Ernest BESNIER

Médecin de l'hôpital Saint-Louis,
Membre de l'Académie de médecine,
Chevalier de la Légion d'honneur.

CONTRIBUTION A L'ÉTUDE

DU

TRAITEMENT DU PSORIASIS

ET EN PARTICULIER DE SON TRAITEMENT

PAR LES TRAUMATICINES MÉDICAMENTEUSES

INTRODUCTION

Malgré le nombre et la diversité des moyens curatifs opposés au psoriasis, le traitement de cette affection constitue encore aujourd'hui une des difficultés de la pratique dermatologique. Dans ces dernières années, des progrès importants ont été réalisés avec l'introduction dans la thérapeutique de deux médicaments nouveaux, l'acide chrysophanique et l'acide pyrogallique, dont l'efficacité contre les manifestations du psoriasis est incontestable, mais dont le mode d'emploi a présenté de nombreux inconvénients. En vue d'y remédier, de nouveaux essais ont été entrepris récemment par l'école de Vienne, et l'on a proposé de remplacer les pommades à l'acide chrysophanique et à l'acide pyrogallique par d'autres procédés d'application, offrant l'avantage de former sur la peau un enduit sec, qui lui adhère plus ou moins solidement et qui ne tache pas le linge ni les vêtements. En dernier lieu, le professeur Auspitz a eu l'idée d'appliquer les traumaticines médicamenteuses, en particulier la traumaticine chrysophanique, dont l'emploi lui a donné les meilleurs résultats.

Aussitôt après la publication d'Auspitz, M. le Dr Ernest Besnier a expérimenté, à l'hôpital Saint-Louis, le traitement du psoriasis par les traumaticines médicamenteuses et, après avoir fait subir au procédé une petite modification de détail sur laquelle nous aurons à revenir, lui a reconnu de sérieux avantages. Témoin des effets obtenus, il nous a paru intéressant de poursuivre les expériences instituées par notre maître et d'en recueillir, sans parti pris, les résultats. M. Besnier, mettant à notre disposition les malades de son service, nous a encouragé dans cette voie et soutenu de ses conseils avec une bienveillance dont nous le remercions.

Nous commencerons par passer une revue rapide des moyens de traitement employés contre le psoriasis. Lorsque nous parlerons de l'acide chrysophanique, nous rappellerons brièvement l'historique de ce médicament et quelques-unes de ses propriétés.

Ensuite nous exposerons tout ce qui se rapporte à la traumaticine chrysophanique, que nous avons employée particulièrement.

Enfin, nous dirons quelques mots de la traumaticine pyrogallique.

Avant de commencer cette étude, nous prions M. le professeur Fournier d'agréer nos remerciements.

REVUE RAPIDE DES MOYENS DE TRAITEMENT EMPLOYÉS CONTRE LE PSORIASIS

Les remèdes employés contre le psoriasis sont administrés à l'intérieur, ou appliqués localement sous forme de topiques.

Parmi les agents de la médication interne, dont le nombre est considérable, nous citerons seulement pour mémoire le hura bresiliensis, qui détermine des effets violents sur le tube digestif ; les purgatifs, recommandés par Rayer et Cazenave ; les diurétiques ; la teinture de cantharides dont l'usage provoque, pour peu que la dose soit élevée, des accidents sérieux, tels que l'albuminurie et l'hématurie ; les diaphorétiques ; les préparations de mercure, d'iode, de soufre, de goudron, etc.

Tous ces moyens ont une action insignifiante ou nulle contre le psoriasis, et la plupart présentent des inconvénients, qui les ont fait rejeter de la pratique.

Le *baume de copahu* a été essayé par le professeur Hardy, dans l'espoir d'obtenir une éruption artificielle capable de se substituer à l'éruption psoriasique. Les résultats de son expérimentation, consignés dans la thèse de son élève, le Dr Dupuy, n'ont pas été favorables à la nouvelle médication. Sur douze cas rapportés par M. Dupuy, l'érythème copahique ne se produisit qu'une fois, et il est notable que la guérison fut alors retardée. Il survint plusieurs fois de la diarrhée. Enfin le traitement avait une durée très longue, l'administration du médicament devant être continuée pendant trois mois environ.

Du reste, le professeur Hardy, dans son récent article du Dictionnaire pratique, déclare que le copahu a des effets très incertains et paraît avoir renoncé à son usage. Néanmoins, il convient d'ajouter que Simms (1), qui a eu recours au copahu sur les indications de M. Hardy, se loue beaucoup de son emploi qu'il recommande vivement, surtout chez les jeune sujets, lorsque l'affection n'est pas ancienne. L'éruption copahique surviendrait alors rapidement et disparaîtrait bientôt en entraînant la maladie primitive, et cela en deux ou trois semaines en général. Mais on obtient plus difficilement la guérison chez les sujets âgés qui ont eu des rechutes.

Le *jaborandi*, employé par M. Laloy, sur les indications de M. le Dr Lailler, n'a donné aucun résultat positif.

Les *alcalins*, surtout le bicarbonate de soude, à la dose de 2 à 4 grammes par jour, sont susceptibles, dans l'opinion de Hardy, de rendre quelques services.

L'agent le plus efficace et le plus répandu de la médication interne est sans contredit *l'arsenic*. Il s'emploie sous plusieurs formes ; le plus habituellement, on fait usage de la liqueur de Fowler, que l'on donne à la dose de 6 à 30 gouttes par jour, progressivement, jusqu'à ce que l'on ait atteint la dose active, à laquelle on s'arrête, et en surveillant attentivement l'état des fonctions digestives. On donne souvent aussi les pilules asiatiques dont chacune contient cinq milligrammes d'acide arsénieux ; ou bien on prescrit une solution de dix centigrammes d'arséniate de soude dans trois cents grammes d'eau distillée à la dose de deux à trois cuil-

(1) Annales de dermatologie, 1re année, 1869, p. 326. (Extrait du British medical journal, n° 428, 15 mars 1869.)

lerées à bouche par jour. C'est sous cette dernière forme que l'arsenic est le plus souvent prescrit à l'hopital Saint-Louis.

Le choix de la préparation n'a pas d'ailleurs une grande importance ; ce qui importe, c'est de manier le médicament avec précaution et d'être attentif aux moindres symptômes d'intolérance pour en suspendre ou en cesser l'administration.

L'efficacité des préparations arsenicales, vantées par Biett, Devergie, etc., a été différemment appréciée par les auteurs.

Rayer reconnaît que l'on doit quelques succès à l'arsenic, mais il ajoute qu'il ne faut pas compter sur le médicament pour empêcher les récidives.

Gibert fait remarquer que les préparations arsenicales ne conviennent point dans toutes les circonstances. « L'état d'excitation ou d'atonie des téguments suffit souvent pour en contre-indiquer ou en réclamer l'usage. Elles déterminent une sorte de travail inflammatoire qui contribue puissamment à la résolution des plaques et à la chute des squames, mais qui ne pourrait manquer d'avoir des inconvénients s'il existait déjà dans les téguments malades une irritation un peu vive. »

Pour le professeur Hardy, au contraire, l'arsenic est le moyen le plus puissant dont nous disposions contre le psoriasis. Il efface les taches squameuses et retarde les récidives. Les avantages et les inconvénients de la médication arsenicale ont été exposés dans la thèse de M. Maire, qui conclut en disant que le traitement doit être continué pendant plusieurs mois, si l'état des fonctions digestives ne le contre-indique pas, et poursuivi longtemps encore après la guérison pour prévenir les récidives ; enfin, qu'il est utile de lui associer les moyens topiques.

Bazin vante également l'arsenic associé aux moyens topiques, et surtout aux frictions avec l'huile de cade.

L'opinion des médecins de Vienne, Hebra et Kaposi en particulier, est jusqu'à un certain point favorable à l'action de l'arsenic. Hebra constate l'efficacité du médicament, supérieure à celle des autres remèdes internes, et dit qu'il ne l'a jamais vu produire d'effets nuisibles persistants, même employé à doses élevées et pendant longtemps. Mais, dans quelques cas, ajoute le savant dermatologiste « on voit, pendant que les anciennes lésions disparaissent, de nouvelles taches se manifester sur des points de la peau jusqu'alors indemnes ». Il est donc bien constaté que des rechutes peuvent survenir. Que devient alors l'action de l'arsenic contre les récidives?

Le professeur Kaposi conseille l'usage de l'arsenic. On verrait, d'après lui, l'amélior ation se dessiner dans le cours de la quatrième à la sixième semaine. Mais il recommande de ne pas prolonger outre mesure le traitement arsenical, et d'avoir recours à d'autres moyens, si la guérison ne fait pas de progrès au bout d'un certain temps.

Nous ajouterons qu'aujourd'hui la plupart des médecins de l'hopital Saint-Louis, pour ne pas dire tous, qui ont en ces matières une autorité incontestée, ont abandonné l'arsenic comme moyen *habituel* de traitement du psoriasis. L'expérience de la médication arsenicale a été poursuivie avec opiniâtreté. Combien de fois n'avons nous pas entendu M. Besnier rappeler le cas d'un malade de son service, soumis pendant un très long temps, deux années croyons-nous, à l'influence du traitement arsenical et mené jusqu'aux dernières limites de la cachexie. Arrivé là, il fallut bien s'arrêter, sous peine d'exposer le patient aux accidents les plus graves. Or, les manifestations de la maladie psoriasique n'avaient nullement rétrocédé.

Nous pensons qu'il convient de tenir un grand compte de l'expérience des maîtres de l'hopital Saint-Louis. Il ne s'ensuit nullement qu'il faille dénier à l'arsenic toute action contre le psoriasis. Nous croyons seulement qu'il ne faut pas le prescrire à tort et à travers, qu'on nous passe l'expression, chez tous les psoriasiques. On devra avoir égard à l'état général et à l'état local, user de l'arsenic avec précaution, surveiller attentivement les fonctions digestives, enfin employer conjointement les moyens topiques. Dans ces conditions, l'arsenic pourra être un utile adjuvant de la médication externe.

Mais l'on s'exposerait à une déception certaine, si l'on faisait fond sur l'arsenic pour prévenir ou retarder les récidives.

L'*acide phénique* à la dose de cinquante centigrammes à un gramme, a été quelquefois employé à l'intérieur. Son action, d'après Kaposi et les traducteurs de ses leçons sur les maladies de la peau, est analogue à celle de l'arsenic.

On a encore recommandé d'autres remèdes internes. Le professeur Lombroso (1) a rapporté une observation de psoriasis rebelle à tous les moyens de traitement, guéri dans l'espace de deux mois par l'usage quotidien de six grammes d'une teinture préparée avec le *maïs altéré*. Auspitz (2), se fondant sur l'analogie, a traité

(1) Annales de dermatologie, t. III, 1870-71, p. 65. (Extrait de la Gazette médicale lombarde.)

(2) Annales de dermatologie, t. IX, 1877-78, p. 245.

un malade par l'extrait de maïs altéré. Le psoriasis s'amenda effectivement, mais il se développa un pemphigus chronique à grosses bulles. Le malade tomba dans le marasme et finit par succomber à une pneumonie. La méthode était jugée.

Citons encore une observation du Dr Ferdinando Zambon (1) : il s'agit d'un psoriasis guéri en un mois et trois jours par l'usage de la teinture de *seigle ergoté* à la dose de 1 gramme pour 30 grammes d'eau de fontaine donnée en une fois le matin.

Le *phosphore*, employé par Hardy sous forme de pilules contenant 0 gr. 001 de phosphore et données à la dose quotidienne de 2 à 3, fut bientôt abandonné à cause de son action irritante sur le tube digestif.

De cette rapide revue des agents de la médication interne, il résulte qu'un seul, l'arsenic, mérite d'être retenu.

Nous arrivons aux moyens locaux de traitement du psoriasis. Ceux-ci forment deux groupes, les uns servant à détacher les squames épidermiques, à décaper les parties malades; les autres ayant pour effet d'amener la régression et la disparition des plaques et de rendre au tégument son aspect normal.

Nous passerons rapidement sur les agents du premier groupe, qui comprend l'eau sous toutes ses formes, les corps gras, le caoutchouc, les savons, le raclage.

Nous résumons les effets produits par l'emploi de l'eau, d'après le remarquable traité des maladies de la peau du professeur Hebra, si riche de détails sur tout ce qui a rapport au traitement du psoriasis. Le simple pansement à l'eau, qui consiste à rouler autour des

(1) Annales de dermatologie, t. V, 1873-74, p. 147. (Extrait du Giorn. ital. delle mal. della pelle, aprile 73-74.)

parties malades des bandes de toile préalablement trempées dans l'eau tiède ou chaude et que l'on recouvre d'un tissu imperméable, suffirait à lui seul à amener la disparition de la maladie dans les cas légers. Mais Hebra ne dit pas au bout de combien de temps ce résultat est obtenu.

Les bains chauds n'ont d'utilité que si les malades y sont maintenus pendant plusieurs heures. Toutefois les bains continus, essayés par Hebra, n'ont pas produit d'effets satisfaisants. Les bains de vapeur ne sont pas plus efficaces.

L'hydrothérapie rend peu de services. Hebra, après avoir décrit minutieusement tous les détails et, pour ainsi dire, tous les temps du procédé de l'emmaillottement, d'après la méthode primitive de Priessnitz, avoue qu'on n'en doit pas attendre de meilleurs résultats que des autres moyens locaux. On se demande dès lors combien de malades consentiraient à se soumettre à un pareil procédé de traitement.

Nous ne dirons rien des eaux minérales que l'on doit considérer simplement comme des adjuvants d'un traitement plus efficace.

Les corps gras, en applications et surtout en frictions, ont une action utile pour faire macérer et tomber les squames.

L'enveloppement dans la toile de caoutchouc, introduit dans la thérapeutique médicale par Hardy et si usité aujourd'hui dans le traitement des dermatoses, est un excellent procédé de décapage. Balmanno Squire (1) cite même un cas de psoriasis généralisé guéri en six jours par l'enveloppement de caoutchouc vulcanisé. Il faut se souvenir, toutefois, que l'enve-

(1) Annales de dermatologie, t. VIII, 1876-77, p. 382.

loppement caoutchouté, appliqué à toute la surface du corps, n'est pas exempt de danger, et se borner à des applications partielles. Pour notre part nous avons vu employer souvent, et nous avons employé nous-même sur quelques-uns des malades qui nous ont été confiés le bonnet de caoutchouc dans le psoriasis de la tête; les résultats ont toujours été excellents.

Un moyen énergique pour amener la chute des squames, mais dont l'application est souvent un peu douloureuse, résulte de l'emploi des savons, et surtout le savon mou de potasse. Dans le psoriasis de la face et du cuir chevelu, Hebra conseille de se servir, pour éviter l'odeur désagréable du savon noir, de la solution de savon mou dans moitié de son poids d'alcool, que l'on aromatise à volonté (esprit de savon de potasse).

On a conseillé encore, toujours dans le même but, les frictions avec la pierre ponce, avec le sable ; le raclage. Auspitz (1), qui a essayé ce dernier procédé, recommande de ne pas l'employer.

Voyons maintenant quels sont les agents du deuxième groupe. Il en est quelques-uns que nous nous contenterons d'énumérer, par la raison qu'ils sont aujourd'hui abandonnés. Telles sont les pommades mercurielles, jadis fort à la mode. Rayer vantait comme remède externe à appliquer le plus souvent la pommade au précipité blanc. Telles sont encore les pommades soufrées, les pommades au chloral, à l'oxyde de zinc, etc,

La solution de Vleminckx (solution de sulfure de calcium), la naphthaline, essayées par Hebra, ne sont pas entrées dans la pratique.

(1) Annales de dermatologie, t. IX, 1877-78, p. 245.

Les *goudrons* étaient regardés, jusque dans ces derniers temps, comme les meilleurs topiques à opposer au psoriasis. Il en existe plusieurs espèces, dont les plus usitées sont : le goudron de pin et de sapin, l'huile de cade du juniperus oxycedrus, l'huile de bouleau. On emploie ces substances pures ou bien incorporées à l'axonge ou à la vaseline, ou à l'huile d'amandes, dans la proportion de 1/10 à 1/3, ou même à parties égales. On peut encore les employer en suspension dans l'alcool, sous forme de teintures ; mais ces dernières préparations n'ont qu'une faible activité.

Les frictions d'huile de cade ont une action des plus efficaces contre le psoriasis, tous les dermatologistes sont d'accord sur ce point. Bazin employait l'huile de cade de préférence à tout autre moyen topique et recommandait de s'en servir jusqu'à production de « sycosis cadique ». L'éruption artificielle devait faire disparaître l'éruption pathologique en s'y substituant. L'éminent dermatologiste assignait à la cure par l'huile de cade, combinée à l'usage de l'arsenic à l'intérieur, une durée de six semaines à deux mois. C'est effectivement la durée moyenne du traitement par l'huile de cade.

Les inconvénients de l'huile de cade, et en général de toutes les préparations de goudron, ont connues de tous les médecins. Nous les rappellerons en quelques mots. Ce sont d'abord des accidents de dermite, qui peuvent se produire parfois, au dire d'Hebra, après une seule application ; d'autres fois, les applications sont bien supportées pendant plusieurs jours, puis brusquement les accidents apparaissent.

Cette dermite, accident rare à la vérité, ne saurait être considérée comme une contre-indication absolue de l'emploi de l'huile de cade, puisque les médicaments dont il sera question plus bas peuvent aussi en provoquer le développement.

Un autre inconvénient de l'usage prolongé de l'huile de cade est l'apparition presque inévitable de l'acné spéciale, dite acné de goudron, qui oblige de suspendre les frictions.

L'odeur empyreumatique pénétrante de l'huile de cade, qui impressionne si désagréablement les malades et les personnes de leur entourage, rend son emploi difficile, pour ne pas dire impossible dans la pratique civile. Enfin, l'huile de cade a le grand inconvénient de tacher le linge et les pièces de literie.

Presque à la même époque, deux médicaments nouveaux, l'*acide pyrogallique* et l'*acide chrysophanique* ont pris place dans l'arsenal thérapeutique. Occupons-nous, en premier lieu, du premier de ces agents. L'*acide pyrogallique*, ou pyrogallol, a été essayé pour la première fois en 1878, à Vienne, par Jarish, ensuite par le professeur Kaposi. Peu après il fut mis en expérience à l'hôpital St-Louis. Les résultats du traitement par l'acide pyrogallique ont été exposés dans la thèse du Dr Arragon faite sous l'inspiration de M. le Dr Besnier. Le mode d'emploi consiste en frictions faites au moyen d'une pommade contenant de 5 à 25 parties de substance active pour 100 parties d'axonge ou de vaseline. La dose moyenne est de 10/100. Les frictions sont répétées, suivant les cas, une ou deux fois par jour.

Tous les auteurs qui ont fait l'essai du médicament de Jarish lui reconnaissent une action puissante contre le psoriasis. La guérison survient rapidement, en moyenne dans le cours de la quatrième semaine d'après Arragon. La pommade à l'acide pyrogallique est sans odeur; son application n'est pas douloureuse. Elle présente, par contre, quelques inconvénients et, ceci est à retenir, est susceptible de donner lieu aux accidents les plus sérieux. L'érythème qu'elle occasionne dans certains cas est habituellement modéré et n'a pas une signification fâcheuse. Sur plus de 150 psoriasiques traités par l'acide pyrogallique, M. Besnier n'a noté qu'une fois un érythème pyrogallique intense et dans ce cas la terminaison fut favorable. L'inconvénient qui résulte de la coloration en noir de la couche cornée de l'épiderme, à la paume des mains, peut être facilement évité par quelques précautions prises au moment des applications. Mais l'acide pyrogallique est une substance toxique, non seulement lorsqu'elle est administrée à l'intérieur, mais même lorsqu'elle est appliquée localement en frictions. Là est le véritable danger de son emploi. Pour se convaincre de la possibilité d'intoxication à la suite des applications locales de la pommade pyrogallique, il suffit de lire les quatre observations d'empoisonnement par l'acide pyrogallique recueillies et publiées par M. Besnier dans les Annales de dermatologie (1). Dans deux cas l'empoisonnement fut suivi de mort.

On voit, d'après cela, que l'acide pyrogallique ne possède pas une innocuité absolue; la possibilité d'accidents aussi graves que ceux que nous venons de rappeler oblige le praticien à n'avoir recours à la pommade pyrogallique qu'avec la plus grande circonspection.

Quant à l'*acide chrysophanique*, qui est aujourd'hui, on peut le dire, le moyen le plus sûr de guérir le pso-

(1) Annales de dermatologie, 1882, n° 12. Empoisonnement par l'acide pyrogallique employé en frictions, par Ernest Besnier.

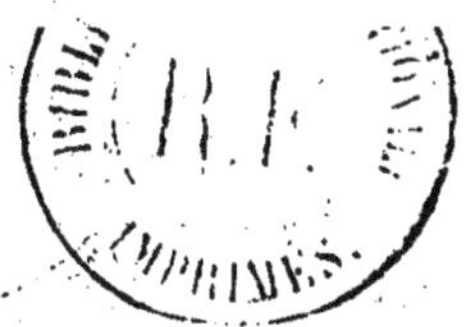

riasis, ce n'est pas à proprement parler un médicament nouveau, puisque son introduction dans la thérapeutique, due à Balmanno Squire, remonte à 1878. Nous croyons utile cependant, l'acide chrysophanique ayant fait la base de nos expériences, d'en rappeler brièvement l'historique et quelques-unes des propriétés. Nous empruntons les détails qui suivent au professeur Kaposi (1).

L'acide chrysophanique, qui se retirait autrefois en petite quantité et à prix très élevé du lichen des murailles, de la rhubarbe et de plusieurs autres plantes, est extrait actuellement, au moyen du benzol chaud, de la poudre de Goa, poudre d'un vert jaune sale, consistant, pour la plus grande partie, en filaments de bois et de moelle et provenant d'un arbre de la famille des légumineuses, originaire de la province de Bahia, au Brésil. Elle y est connue sous le nom d'*araroba*. Du Brésil l'araroba fut importé dans la colonie de Goa, sur les côtes occidentales de l'Hindoustan et de là dans les Indes orientales, les Iles et la Chine.

La poudre de Goa renferme l'acide chrysophanique dans la proportion considérable de 80 à 84 p. 100. D'après Liebermann la substance extraite de la poudre de Goa n'est pas de l'acide chrysophanique, mais un corps qui en diffère par sa composition chimique et qu'il appelle chrysarobine.

Quoi qu'il en soit, l'acide chrysophanique (nous lui conservons le nom sous lequel il est connu en France) se présente sous l'aspect d'une substance jaune d'or, constituée par des cristaux en forme d'aiguilles, qui appartient, comme du reste l'acide pyrogallique, comme aussi le naphtol, au groupe phénol. Elle est

(1) Voyez le Lyon médical, 1879, nos 6-7 (traduit par A. Doyon, de la Wiener med. Wochens., nos 44 et 45, 1878).

insoluble dans l'eau froide, peu soluble dans l'eau chaude, mais très soluble dans l'alcool chaud, le benzol, l'acide acétique obtenu par le froid, le chloroforme ainsi que dans les graisses chaudes et la vaseline.

La poudre de Goa, d'abord employée par Balmanno Squire, fut bientôt remplacée par l'usage exclusif de l'acide chrysophanique qui fut appliqué au traitement du psoriasis sous forme de pommade contenant de 5 à 10 grammes pour 40 grammes d'axonge (Kaposi). M. le Dr Besnier fait remarquer que ces doses sont en général trop fortes, et conseille la pommade depuis 5 jusqu'à 25 p. 100.

En même temps qu'elle était essayée par B. Squire, la chrysarobine fut mise en expérience à Vienne par Hébra, Kaposi, Jarish, etc., à Paris dans plusieurs services de l'hôpital Saint-Louis. Les résultats furent remarquables et tous les expérimentateurs célébrèrent d'un commun accord la vertu héroïque du nouveau remède en tant qu'agent curatif du psoriasis. M. Arragon, qui fit sa thèse en 1879, déclare « que l'action de l'acide pyrogallique est incontestablement plus lente que celle de l'acide chrysophanique, qui fait justice de certains psoriasis avec une rapidité inconnue jusqu'à ce jour». L'acide chrysophanique a, comme le pyrogallol, l'avantage de n'avoir pas d'odeur. Il n'a jamais été constaté d'intoxication par suite de l'usage de l'acide chrysophanique. Les produits de sa transformation passent dans l'urine, qui prend, par l'action des alcalis, une coloration rouge. Si l'urine ne contient que des traces faibles d'acide chrysophanique, voici comment M. A. Petit conseille d'opérer pour en déceler la présence : Acidulez légèrement avec de l'acide acétique, agitez avec du chloroforme, décantez, évaporez le chloroforme, ajoutez une parcelle de potasse ou de soude, la coloration rouge se produit immédiatement.

Après les avantages voici les défectuosités du médicament. Nous citerons le développement de dermites aiguës, plus souvent un érythème diffus, l'œdème des paupières, la conjonctivite, accident fréquent, des éruptions acnéiques ou furonculeuses (Kaposi), même des lymphangites et des adénites. Un inconvénient inévitable est la coloration du linge en rouge violet, lie de vin, ainsi que des ongles, des cheveux et de la peau saine. Aussi les applications de pommade chrysophanique sont-elles proscrites à la face et au cuir chevelu.

En 1881 un médicament nouveau, le *naphtol*, fut expérimenté par le professeur Kaposi (1). La chimie connaît deux corps isomères, l'un est appelé naphtol *a*, l'autre naphtol *b*. C'est celui-ci donton doit faire usage. En une année, Kaposi a traité avec succès 37 psoriasiques par la pommade au naphtol à 15 p. 100. Il recommande surtout l'emploi du naphtol à la face et au cuir chevelu, parce qu'il ne détermine ni irritation, ni coloration de la peau. Le Dr Sombret, dans sa thèse toute récente, inspirée par M. Besnier, est arrivé à des conclusions opposées. Cinq malades traités avec persévérance, au moyen de la pommade au naphtol, n'ont pas même été améliorés.

Nous n'avons pas, pour notre part, une expérience suffisante de ce médicament pour pouvoir nous prononcer sur sa valeur.

Les pommades à l'acide pyrogallique et à l'acide chrysophanique offrent de grands avantages, ont une

(1) Annales de dermatologie, 1881, p. 594, et 1883, n° 1.

action certaine et rapide contre le psoriasis, mais nous avons vu que de nombreux inconvénients résultent de leur application. Aussi de nouvelles recherches (1) ayant pour objet de parer à ces inconvenients ont été faites dernièrement par l'école de Vienne. Il faut citer les noms de Fox, Seseman, Pick, Unna, Auspitz. Tous les procédés de traitement que ces auteurs ont essayés et recommandés ont, d'après eux, l'avantage : 1° de circonscrire exactement l'application du remède; 2° d'exercer une pression uniforme; 3° d'adhérer seulement aux plaques de psoriasis; 4° de ne produire aucune irritation de voisinage ; 5° enfin, de ne salir ni le linge, ni les vêtements.

Nous allons voir, par un examen rapide des différents procédés, si ces conditions sont bien exactement remplies.

Fox triture la poudre de Goa avec de l'eau, et fabrique ainsi une pâte qu'il applique au moyen d'un pinceau sur les plaques de psoriasis et qu'il fixe avec du collodion. Sesemann use d'un procédé analogue : il badigeonne avec un mélange de 0,6 de chrysarobine et de 4,0 de collodion. Rappelons à ce propos que déjà, en 1879, Scarenzio (2), de Milan, pour prévenir l'érythème chrysophanique et les macules hyperchromiques qu'il entraîne à sa suite, s'était servi du collodion riciné. Mais il l'appliquait, croyons-nous, sur les parties saines avoisinant les plaques psoriasiques. Le collodion est défectueux sur plus d'un point : il durcit très rapidement et se gerce après évaporation de l'éther, détermine une tension douloureuse et de la sécheresse

(1) Annales de dermatologie, 1884, n° 1 (traduit par Doyon, de la Wiener med. Wochensch., nos 30 et 31, 1883).

(2) Annales de dermatologie, 1880, p. 627. (Extrait du Giorn. ital. delle malad. Ven., 1879, 263.)

de la peau; enfin et surtout la chrysarobine collodionnée exercerait sur la peau saine une action encore plus irritante que la pommade. Les pinceaux ne peuvent pas servir à plus d'une application.

Les emplâtres de chrysarobine, proposés par Unna, n'ont pas été adoptés, leur emploi ne permettant pas de circonscrire exactement l'application médicamenteuse aux parties malades.

Le professeur Pick (1) a recommandé l'emploi des *gélatines médicamenteuses*, mélange de gélatine et de diverses substances, telles que l'acide chrysophanique, l'acide pyrogallique, etc. Il ne sera peut-être pas inutile de transcrire ici la formule de Pick qui est ainsi composée :

Gélatine blanche sèche.............	50 grammes.
Eau distillée.......................	100 —

Faites fondre au bain-marie en agitant constamment la masse, et ajoutez :

Acide chrysophanique ou acide pyrogallique....................	10 grammes.

Le mélange est appliqué sur les parties psoriasiques après décapage, au moyen d'un pinceau. Quand la gélatine a séché on fait par-dessus un badigeonnage glycériné. Nous verrons tout à l'heure la raison d'être de ce badigeonnage. Disons dès maintenant que Unna et Beiersdorf ont apporté au procédé du savant médecin de Prague une modification qui consiste à mélanger la glycérine à la gélatine pendant sa préparation. L'application est ainsi rendue plus simple.

Peu de temps après la publication de Pick, la gélatine chrysophanique fut mise en expérimentation à

(1) Annales de dermatologie, 1883, n° 4 (traduit par Besnier, du Monatshefte für Praktische Dermatologie, II Band, n° 2).

Paris par plusieurs médecins, particulièrement par M. Besnier, qui lui reconnut un certain nombre d'inconvénients. D'abord les applications de gélatine médicamenteuse constituent un mode de pansement long et compliqué, en raison de la nécessité qu'il y a de chauffer préalablement le mélange avant de s'en servir, pour rendre la gélatine molle et malléable. Il y a de plus, possibilité de brûlures. Une fois appliqué sur la peau, le mélange se gerce, principalement au niveau des articulations et dans les points de contact; par suite de la dessiccation et de la rétraction de la gélatine, des éraillures se produisent. Le badigeonnage avec la glycérine est fait précisément dans le but d'empêcher que la gélatine ne se gerce. La gélatine forme une pellicule épaisse, qui a peu de solidité et qui se détache facilement. Ce moyen de pansement est cher, à cause du prix élevé de la gélatine. Enfin les pinceaux durcissent très rapidement et doivent être souvent remplacés,

Pour ces motifs, les gélatines médicamenteuses furent bientôt abandonnées, à Paris du moins, et aujourd'hui ce moyen de traitement du psoriasis n'est plus en usage à l'hôpital Saint-Louis.

MODE D'EMPLOI DE LA TRAUMATICINE CHRYSOPHANIQUE ET RÉSULTATS DU TRAITEMENT.

Avant d'exposer les résultats de nos expériences sur la traumaticine chrysophanique, il nous faut dire en quoi consiste le procédé du professeur Auspitz (1).

Auspitz, abandonnant la gélatine, proposa comme excipient de l'acide chrysophanique la traumaticine. La *traumaticine* est une solution de 1 partie de gutta-

(1) Annales de dermatologie, 1884, n° 1.

percha dans 10 parties de chloroforme. L'acide chrysophanique y est dissous lui-même dans la proportion de 1 pour 10. Voici comment on procède : Après un bain savonneux ou une simple lotion savonneuse, suivant les cas, on applique, au moyen d'un pinceau la traumaticine chrysophanique exclusivement sur les parties atteintes de psoriasis. Le chloroforme s'évapore très rapidement et la gutta-percha, durcissant peu à peu, forme une pellicule mince et adhérente à la surface de ces parties. On renouvelle cette application une fois ou même deux fois dans les vingt-quatre heures.

Auspitz dit avoir guéri par ce mode de traitement, après un nombre variable de frictions, douze malades dans l'espace de cinq à douze jours, en moyenne sept jours. Il n'a jamais observé d'accidents semblables à ceux que provoquent les frictions avec la pommade chrysophanique, tels que conjonctivites, rougeurs diffuses, tuméfactions douloureuses, etc.

Nous aurons à examiner, en temps utile, si les résultats annoncés par Auspitz ont été confirmés par les expériences que nous avons entreprises. Nous dirons seulement ici que, dans la réunion des médecins allemands tenue à Prague à la fin de l'année dernière (1) des reproches ont été adressés à l'emploi des traumaticines médicamenteuses par le professeur Pick, qui a présenté quatre malades atteints d'une vive inflammation de la peau et de la conjonctive. Il fut aussi reproché à ces topiques d'être d'une application très douloureuse.

Sur les indications d'Auspitz, M. Ernest Besnier mit à l'essai dans son service de l'hôpital Saint-Louis la

(1) Annales de dermatologie, 1884, n° 2 (traduit par Doyon, de la Wiener mediz. Wochensch., n° 49, 1883).

traumaticine chrysophanique ; mais, trouvant au mélange trop de fragilité, il apporta bientôt au procédé une modification de détail, consistant à appliquer d'abord sur la peau l'acide chrysophanique dissous dans le chloroforme, et à faire ensuite par-dessus un badigeonnage avec la traumaticine. Cette modification présente les deux avantages suivants : l'enduit formé à la surface des plaques a une solidité plus grande, par conséquent reste plus longtemps en place sans être entamé par le frottement des vêtements, les mouvements ou les doigts des malades. D'autre part, il y a possibilité de faire des frictions plus énergiques avec la solution d'acide chrysophanique avant d'appliquer la traumaticine.

Par contre, l'application est un peu plus compliquée, ce qui ne laisse pas d'être un inconvénient dans ces cas où le psoriasis couvre une grande partie du corps d'éléments petits et multiples. Dans ces cas-là, on se trouvera bien quelquefois de faire usage du mélange traumaticiné.

C'est le procédé ainsi modifié par M. Besnier que nous avons employé dans le plus grand nombre de nos expériences, dont nous allons maintenant rendre compte.

Abordons le côté pratique de notre traitement par quelques détails sur les préparations en usage.

L'acide chrysophanique s'emploie aux doses de 10 ou de 15 0/0 (1), le plus souvent à la dose de 15 0/0, qui est bien supportée. On formulera ainsi qu'il suit :

Acide chrysophanique..........	10 ou 15 grammes.
Chloroforme..................	90 ou 85 —

(1) Il est presque superflu de dire que ces doses pourraient être diminuées ou augmentées suivant les cas.

On obtient un liquide d'une couleur jaune tirant un peu sur le vert.

Pour la traumaticine, nous conseillons la formule suivante :

Gutta-percha purifiée................	10	grammes.
Chloroforme........................	90	—

La traumaticine se présente sous l'aspect d'un liquide brun foncé (1). Elle doit avoir, pour être d'une application facile, une consistance sirupeuse. Si elle était trop fluide, elle coulerait sur les parties saines de la peau ; on serait alors privé de l'avantage d'en circonscrire exactement l'application aux parties malades.

Si l'on veut se servir du mélange d'Auspitz, voici la préparation qu'il faut adopter :

Acide chrysophanique...............	10	—
Gutta-percha purifiée...............	10	—
Chloroforme........................	80	—

Ce mélange, de consistance sirupeuse comme le précédent, a une couleur jaune brun.

On voit que la confection pharmaceutique des remèdes est d'une grande simplicité et n'exige qu'un temps très court.

Mode d'emploi. — Dans les cas où elles offrent un revêtement squameux épais et adhérent, les surfaces sont préalablement décapées par l'un quelconque des moyens que nous avons indiqués précédemment, ordinairement (à l'hôpital tout au moins) le savon noir. Dans toutes les autres circonstances, les substances médicamenteuses seront appliquées d'emblée.

(1) Sa coloration varie un peu selon la qualité de la gutta-percha. A l'hôpital, la solution est très brune, presque noire. Elle est d'une couleur plus claire, quand on emploie la gutta-percha purifiée.

Au moyen d'un pinceau de soies de porc (1), trempé dans le chloroforme chrysophanique à 10 ou 15 0/0, on fait sur les parties atteintes de psoriasis, en ayant soin de dépasser leurs limites le moins possible, un badigeonnage, ou mieux une friction; dans beaucoup de cas, le simple badigeonnage ne suffirait pas.

M. Besnier recommande avec beaucoup de raison de proportionner le degré d'énergie des frictions au degré d'intensité de la sécrétion épidermique et au degré d'épaisseur de la plaque. Nous insistons sur la nécessité de faire les frictions avec assez d'énergie, car, dans bon nombre de cas, si l'on procédait avec timidité, on ne retirerait pas d'effets utiles de l'emploi du médicament. D'ailleurs, ces frictions fortes sont d'ordinaire bien tolérées, même par les sujets à peau fine, les femmes notamment. Il nous est arrivé quelquefois de faire ainsi des applications énergiques sur des surfaces d'un rouge vif et présentant ce piqueté sanglant qu'on observe communément dans le psoriasis, et cela sans aucun inconvénient.

La friction une fois faite, le chloroforme s'évapore en quelques instants, en moins d'une minute, et la plaque est, comme le dit M. Besnier, « littéralement infiltrée d'acide chrysophanique en nature »; elle est devenue d'une couleur franchement jaune. On applique alors la deuxième couche : au moyen d'un pinceau plat à vernir, trempé dans la traumaticine, on badigeonne la plaque en empiétant très légèrement sur les parties saines environnantes. Au bout d'un instant, il se forme à la surface de la plaque psoriasique une pellicule mince, de couleur brune, qui lui adhère solidement.

(1) Ce pinceau porte dans le commerce le nom de brosse orientale. On le choisira autant que possible à soies courtes et dures.

Les phénomènes subjectifs qui succèdent à cette double application sont assez variables. D'une manière générale, on peut dire que la friction de chloroforme chrysophanique n'occasionne que très peu de sensibilité. Il en est parfois ainsi de l'application de la traumaticine ; mais, dans un certain nombre de cas, cette application détermine de la tension des téguments, une sensation de picotement, de prurit, de cuisson quelquefois intense, et, quand elle porte sur les organes génitaux, une douleur véritable. Tout cela est habituellement l'affaire de quelques minutes ; d'autres fois, rarement à la vérité, ces sensations pénibles persistent plus longtemps, peuvent durer plusieurs heures et, s'exaspérant à la chaleur du lit, mettre obstacle au sommeil. Nous le répétons, c'est là l'exception et le plus souvent, les sensations subjectives se réduisent à peu de chose.

Il est difficile de préciser exactement le temps pendant lequel l'enduit formé par la traumaticine adhère aux plaques de psoriasis. Cela dépend de la qualité de la préparation, du soin avec laquelle elle a été appliquée, de la patience des malades, des bains qui leur sont prescrits. En général, l'enduit persiste plusieurs jours. Nous avons rapporté l'histoire d'un malade (observ. XII) qui venait à la policlinique de M. Besnier toutes les semaines seulement, et chez lequel nous trouvions la traumaticine encore adhérente en partie sur quelques-unes des plaques, huit jours après qu'elle avait été appliquée. Il est vrai que ce malade, dans le cours du traitement, n'a jamais pris de bains. Les bains servent, en effet, à détacher la traumaticine ; et nous étions dans l'habitude de faire prendre à nos malades un bain tous les deux jours. Nous dirons à ce propos que les bains, dans le procédé de traitement dont nous nous occupons, ne nous semblent pas avoir d'autre utilité que de débarrasser la peau de l'enduit qui la recouvre. Aussi, lorsque le psoriasis n'est pas très étendu, peuvent-ils être aisément remplacés par des lotions savonneuses.

Le renouvellement des applications est subordonné à deux conditions : la chute de la traumaticine et l'absence d'irritation des parties avoisinantes. Dans la plupart de nos observations, elles ont été répétées de trois à quatre fois par semaine. Il est possible, aussi, lorsque l'enduit n'adhère qu'en partie aux plaques, de faire des réparations, c'est-à-dire des applications partielles dans les points dénudés.

Voici les modifications que l'on observe au niveau des surfaces psoriasiques : après un nombre de frictions essentiellement variable avec le degré d'infiltration de la peau et le degré d'activité de la substance médicamenteuse, la desquamation diminue, puis cesse tout à fait, l'infiltration disparaît, les plaques deviennent blanches, plus blanches que la peau normale ; en même temps elles s'entourent d'une aréole d'un brun violet. La coloration blanche des plaques se maintient telle parfois assez longtemps, ou bien elle est remplacée par une pigmentation foncée ; d'autres fois, quoique plus rarement, les plaques ne deviennent pas blanches, mais prennent une teinte brune érythémateuse. Il est d'autres cas où la première modification appréciable consiste dans un liséré anémique qui se dessine autour des parties psoriasiques.

Voyons maintenant quels sont les avantages et quelle est la durée du traitement. Et d'abord les avantages : la traumaticine est d'une préparation simple et rapide. La pellicule qui se forme après sa dessiccation a une grande solidité, surtout quand on suit le procédé institué par M. Besnier; elle se maintient pendant plusieurs jours, adhérente aux parties malades, sans se gercer ni s'érailler. Le traitement est propre, ne salit pas le linge et permet aux malades de vaquer à leurs occupations ; ceux-ci, en effet, une fois peints, si l'on peut ainsi parler, rentrent dans les conditions communes de la vie. Enfin le traitement peut être appliqué par le médecin lui-même, qui sait ce qu'il fait et n'est pas exposé à voir sa prescription abandonnée au caprice ou à l'inexpérience des malades. Ajoutons que la méthode est peu coûteuse (1).

Quant à la durée du traitement, qui est un des éléments les plus importants de la question, elle varie nécessairement suivant les cas et ne peut être précisée d'une manière absolue. La rapidité de la guérison — quels que soient d'ailleurs les moyens opposés au psoriasis — dépend, comme chacun sait, d'une foule de conditions, telles que l'âge et l'état général du sujet, le sexe, l'ancienneté de la maladie, l'étendue et la *localisation* des lésions, le degré d'infiltration de la peau, etc. Nous dirons cependant que la guérison, lorsqu'elle survient, ne se fait pas longtemps attendre. D'une façon générale, en prenant la moyenne des cas de guérison que nous avons obtenus, on peut assigner au traitement une durée de trois semaines environ.

(1) L'acide chrysophanique, d'un prix encore très élevé il y a quelques années, est maintenant un médicament bon marché. Le chloroforme et la gutta-percha coûtent encore moins cher.

Ici, une question s'est posée : l'acide chrysophanique, employé d'après la méthode d'Auspitz, laquelle donne assurément de bons résultats, n'a-t-il pas une activité moindre que lorsqu'il est incorporé aux corps gras, en d'autres termes la guérison est-elle aussi rapide avec la traumaticine chrysophanique qu'avec la pommade? Pour répondre à cette question, nous avons, suivant le conseil de M. Besnier, traité comparativement trois de nos psoriasiques (observ. XIII, XIV et XV) par l'application simultanée de chloroforme chrysophanique recouvert de traumaticine sur un côté du corps et de pommade sur l'autre côté. Chez ces malades, les lésions étaient à peu près symétriques. Les applications ont été faites un nombre égal de fois et à doses égales (dans un cas pourtant la pommade a été appliquée à doses plus faibles). Voici quels ont été les résultats de ces expériences comparatives : dans un cas, les effets produits ont été sensiblement les mêmes. Dans les deux autres cas, la traumaticine a paru avoir une action curative plus marquée que la pommade. Enfin un quatrième malade a été traité exclusivement par les frictions de pommade à 10 p. 100. La guérison fut obtenue au bout de trois semaines et après onze frictions; il survint un érythème chrysophanique général, avec maximum d'intensité dans les régions de contact.

Nous n'avons pas la prétention, avec un nombre de faits aussi restreint, de porter un jugement absolu sur la valeur comparée des deux moyens de traitement, au point de vue de l'efficacité de leur action contre le psoriasis. Des frictions quotidiennes avec la pommade, dans les cas où l'absence d'irritation de la peau permettrait d'y avoir recours, produiraient probablement des effets plus rapides. Tout ce que nous avons voulu montrer, c'est qu'il n'y a pas une supériorité d'activité bien nette en faveur de l'une ou l'autre préparation, lorsque la fréquence des applications est la même. Restent les avantages topiques de la traumaticine.

Nous venons de voir les avantages de la traumaticine, nous avons à examiner maintenant les défectuosités que nous avons remarquées. Auspitz, on s'en souvient, invoque en faveur de sa méthode une innocuité complète. Il n'a jamais observé les accidents auxquels les malades étaient exposés du fait des frictions avec la pommade à l'acide chrysophanique. Nous n'avons pas non plus constaté, au cours de nos expériences, d'accidents graves, tels que fièvre et phénomènes genéraux; nous n'avons pas vu se produire d'éruptions acnéiques ou furonculeuses. Mais il survient quelquefois une rougeur érythémateuse, diffuse, s'étendant dans une étendue variable autour des plaques de traumaticine. L'érythème est habituellement modéré ; deux fois seulement (observ. III et IV) nous l'avons vu prendre une notable intensité. Dans le premier cas, il survint après une seule friction une rougeur vive, diffuse, qui couvrit presque en entier le tronc et les membres supérieurs ; la rougeur s'accompagnait d'une vive cuisson. Le traitement dut être suspendu pendant plus d'une semaine. Après quoi, le malade guérit sans autre inconvénient. Dans le second cas, la rougeur envahit encore le tronc dans son entier, après la troisième friction, avec douleur assez vive. L'érythème disparut au bout de quelques jours de repos.

Aussitôt que l'érythème se montre avec un certain degré d'intensité, on doit cesser l'usage des frictions et avoir recours aux topiques émollients : onctions avec l'axonge, poudre et bains d'amidon. On constate alors qu'il ne fait plus de progrès et marche rapidement vers la résolution. Le tégument, ensuite, présente parfois un aspect vitiligoïde, dû à la chute et au renouvellement de l'épiderme par places, dans toute la zone occupée précédemment par la rougeur.

L'apparition de l'érythème, lorsqu'il est de moyenne intensité, ne doit pas être regardée comme ayant une signification fâcheuse, bien au contraire. Nous avons remarqué qu'il coincide presque toujours avec la régression des plaques, qui deviennent blanches et sans squames, tandis que la peau avoisinante se colore. Ce résultat fut des plus nets dans les deux observations précitées. L'érythème chrysophanique est l'indice d'une guérison prochaine.

Nous avons observé trois fois l'inflammation de la conjonctive. Hâtons-nous d'ajouter que deux fois la conjonctivite, conséquence de la projection directe dans l'œil de quelques gouttes de la solution chrysophanique, aurait pu être évitée. Dans le troisième cas, l'accident survint après une application sur la face, encore ne sommes-nous pas très sûr qu'elle ait été faite avec tout le soin désirable. Du reste, la conjonctivite s'est terminée, dans tous ces cas, en peu de jours, par résolution.

Nous avons tenu à signaler cette petite complication pour montrer que l'on ne saurait apporter trop de précautions dans l'application sur la face de l'acide chrysophanique.

Enfin, dans un cas (observ. XXIII) nous avons cons taté, après un certain nombre de frictions, chez un sujet d'ailleurs absolument réfractaire à l'action du médicament, une inflammation aiguë de la jambe, avec tuméfaction douloureuse.

Tels sont les inconvénients (1) que nous avons vu se produire dans le cours de nos expérimentations. On nous rendra cette justice que nous n'avons pas cherché à les dissimuler. Sont-ils de nature à détourner le praticien de l'emploi du mode de traitement dont il est ici question ? Evidemment non. La dermite, dont nous avons cité un exemple, ne semble pas devoir être bien grave ; notre malade, le surlendemain du jour où nous l'avions examiné, avait, sur sa demande, quitté l'hopital. La conjonctivite pourra presque toujours sinon toujours, être évitée. Quant à l'érythème, nous avons déjà dit qu'il ne fallait pas le considérer comme un accident du traitement, mais plutôt comme un signe de l'activité du médicament.

Il n'en est pas moins vrai que la traumaticin chrysophanique n'est pas un remède infaillibl contre les manifestations du psoriasis. Qu'on se reporte aux observations XXIII à XXV, et l'on verra que le médicament peut échouer complètement. Les observations, il est vrai, ont trait à des malades dont l'état général était peu satisfaisant, chez lesquels la maladie était fort ancienne, avec infiltration considérable de la peau. Que l'on veuille bien parcourir les observations XVIII à XX, et l'on aura des exemples de rechutes. Mais il est remarquable que les rechutes ont été presque toujours constatées chez des sujets jeunes, atteints de psoriasis à éléments petits et multiples, disséminés sur tout le corps. Dans ces cas

(1) Dans la pratique, il y a encore un petit inconvénient résultant de ce que les pinceaux durcissent après qu'ils ont servi. On leur rendra facilement leur souplesse en les plongeant pendant quelques instants dans l'essence de térébenthine ou simplement dans les solutions employées.

là, outre que la préparation est d'une application longue et compliquée, il semble que le médicament n'ait qu'une action peu efficace sur de petites surfaces ; de fait, il se fait souvent une repousse d'éléments nouveaux entre les plaques de traumaticine. Enfin, alors même que les gouttes s'effacent, comme elles s'entourent, en grande partie, d'un anneau brun violet, persistant, on a peine à convaincre les malades de leur guérison, surtout quand on a affaire à des femmes.

Quant aux récidives, il est à peine besoin de nous expliquer sur ce point.

Nous nous bornerons à dire que la traumaticine chrysophanique, pas plus que les autres moyens de traitement, n'est capable de prévenir le retour des manifestations de la maladie psoriasique.

L'emploi de la traumaticine chrysophanique n'est donc pas, à nos yeux, une panacée contre le psoriasis Nous estimons qu'en présence d'une affection aussi rebelle à tous les moyens dont dispose l'arsenal thérapeutique, le médecin doit se garder des exagérations et ne pas prendre ses désirs pour des réalités. Mais nous n'en sommes pas moins convaincu que ce procédé de traitement, dont les inconvénients sont presque négligeables eu égard à ses avantages, pourra, dans un grand nombre de cas, rendre des services au praticien.

Il nous reste à dire quelques mots de la traumaticine pyrogallique. La seule différence dans le mode d'emploi consiste en ceci que l'acide pyrogallique est dissous, non dans le chloroforme, mais dans l'éther. Les doses sont les mêmes que pour l'acide chrysophanique. Les applications se font exactement de la même façon ; après l'évaporation de l'éther, la plaque se trouve recouverte d'une couche pulvérulente blanche, constituée par l'acide pyrogallique. Par-dessus, on applique la traumaticine.

Des quatre malades que nous avons traités par la traumaticine pyrogallique, le premier, atteint d'un psoriasis léger de la face, fut guéri en peu de jours; les applications furent parfaitement supportées. Chez le second malade, la guérison fut entravée par l'apparition d'un érythème pyrogallique et d'excoriations sans gravité; elle n'eut lieu qu'au bout de six semaines. Dans les deux derniers cas nous eûmes des insuccès. Il s'agissait du reste de psoriasis ayant résisté de même à l'action de l'acide chrysophanique.

La traumaticine pyrogallique donne des résultats plutôt inférieurs à ceux de la traumaticine chrysophanique. Nous noterons encore que l'enduit qu'elle forme à la surface des plaques leur adhère plus solidement et plus longtemps, et que les applications, par conséquent, ne peuvent être aussi souvent renouvelées.

Enfin le naphtol, dissous dans l'éther, à la dose de 10 0/0, peut-être appliqué d'après le même procédé. On frictionne avec la solution les parties psoriasiques. L'éther une fois évaporé, il se dépose à leur surface une couche pulvérulente de couleur jaune clair; on recouvre de traumaticine. Mais le naphtol, à ce qu'il nous semble, est loin d'avoir contre le psoriasis une efficacité comparable à celle de l'acide pyrogallique et surtout de l'acide chrysophanique.

OBSERVATIONS.

Toutes les observations ont été prises à l'hôpital Saint-Louis, dans le service de M. le Dr Besnier. Les deux premières nous ont été communiquées par M. de Molènes, interne des hôpitaux. Quelques-unes de celles qui suivent ont été recueillies, pour la description des symptômes, soit par M. de Molènes, soit par M. Pignot, interne du service cette année. Mais nous avons dans tous les cas appliqué nous-même le traitement.

Nous remercions MM. de Molènes et Pignot de leur obligeance.

Observation I.

Psoriasis discret.

T... (Philippe), 25 ans, garçon de café, entré le 19 novembre 1883 salle Cazenave, nº 46.

Ce malade a été traité par l'huile de cade en janvier et février dernier pour un psoriasis discret. Il sortit blanchi au bout de six semaines.

La poussée actuelle date de deux mois environ. Elle est constituée par de petits groupes de psoriasis recouverts de squames argentées et siégeant aux membres inférieurs, aux deux coudes, au poignet gauche.

21 novembre. Première friction de traumaticine chrysophanique à 10/100.

Deuxième friction le 24, et troisième friction le 27. Exeat le 1er décembre guéri.

Guérison en huit jours et après trois frictions de traumaticine chrysophanique.

Observation II.

Psoriasis discret, à éléments circinés.

T... (Emile), 27 ans, vannier, entré le 19 novembre 1883, salle Cazenave, n° 38.

Ce malade, dans le cours de l'année, a été traité à plusieurs reprises par la pommade à l'acide pyrogallique. La lésion consiste en éléments formant sur le tronc et les membres des groupes circinés, rouges et squameux, d'ailleurs peu considérables.

Sept frictions de traumaticine chrysophanique à 10 p. 100 sont faites du 21 novembre au 8 décembre.

8 décembre. La préparation manquant, le malade est frictionné avec le chloroforme chrysophanique à 10/100 recouvert de traumaticine.

Le psoriasis a disparu dans le dos, où il ne reste plus que des traces d'un erythème chrysophanique antérieur. Ailleurs, il n'y a plus qu'une très légère desquamation de la bordure des groupes circinés.

Le 14. Le malade est presque complètement guéri. Dernière friction.

Exeat le 15 décembre.

La guérison a été obtenue en trois semaines, après neuf frictions, dont sept de traumaticine chrysophanique et deux de chloroforme chrysophanique recouvert de traumaticine. Mais il est permis de penser que si les frictions avaient été faites plus souvent, la cure aurait pu être abrégée d'une semaine.

Observation III.

Psoriasis discoïde, diffus.

D... (Maxime), 20 ans, charcutier, entré le 28 janvier 1884, salle Cazenave, n° 42.

L'affection a débuté il y a cinq mois à peine, sans cause connue, par le cuir chevelu, qui est devenu le siège de vives démangeaisons et d'une desquamation abondante.

Depuis trois mois seulement l'éruption a envahi toute la surface du corps. Aucun traitement n'a été suivi.

Les cheveux sont remplis de grosses pellicules.

Le cuir chevelu est couvert de squames blanches, assez épaisses par places, et sous lesquelles la peau est un peu rouge. Quelques petites taches peu colorées occupent le front, les joues et les deux faces des pavillons des oreilles.

Sur la face antérieure du thorax et sur l'abdomen, l'éruption présente des caractères variés : ce sont des gouttes assez régulièrement arrondies, roses, couvertes de petites squames d'un blanc argenté, ou des plaques irrégulières, à bords plus ou moins festonnés, formées par la réunion des gouttes.

Sur le sternum, à la base du thorax et sur le flanc gauche, l'éruption prend une forme circinée des plus nettes.

On retrouve ces trois formes : gouttes, placards, plaques circinées, dans toute l'étendue du dos, de chaque côté, et à la région lombaire. Les placards, dont le nombre ne dépasse pas dix, de forme irrégulièrement ovalaire, n'ont pas plus de 4 centimètres dans leur plus grand diamètre, pour les plus étendus.

La verge, le pubis, le scrotum, les plis génito-cruraux portent des tâches squameuses.

L'éruption reste discrète aux fesses et aux cuisses. Rien aux genoux. Quelques plaques rouges, couvertes d'écailles blanchâtres, existent sur les faces interne et antérieure des jambes, vers leur tiers moyen.

Les membres supérieurs, surtout du côté de l'extension, sont à peu près également envahis ; les lésions présentent leur maximum d'intensité autour des coudes.

A gauche, sur deux plaques, les croûtes, relativement très épaisses, sont d'une couleur foncée.

29 janvier. Friction de chloroforme chrysophanique à 15 p. 100 recouvert de traumaticine.

Le 31. On constate l'apparition d'un érythème intense et diffus autour des plaques de traumaticine, notamment à la poitrine et sur l'abdomen, ainsi qu'aux membres supérieurs.

La rougeur enveloppe le tronc dans presque toute son étendue. Repos, bains d'amidon, friction d'axonge.

4 février. Persistance de l'érythème. Repos et bains.

Le 6. Idem.

Le 11. L'érythème a disparu. Résultat très satisfaisant. Presque tous les éléments siégeant sur le tronc sont guéris et présentent une coloration blanche. Encore une légère desquamation aux membres. 2e friction.

Le 16. Guérison presque assurée. Encore de la desquamation aux bras et aux jambes.

Le 20. Une friction est faite aux coudes et aux jambes. Les autres surfaces sont guéries.

Le 23. La guérison est complète. Il y a encore des traces d'érythème entre les placards du tronc, qui présentent la teinte anémique caractéristique.

1er mars. Exeat. La teinte anémique des placards du tronc persiste.

Nous ferons remarquer, dans le cas présent, la rapidité d'action de la préparation, laquelle, après une seule application, a fait justice du psoriasis du tronc. Il est vrai qu'un érythème intense est survenu, et que le traitement a dû être suspendu pendant plus d'une semaine, Les membres, comme toujours, ont résisté plus longtemps ; cependant la guérison était complète, moins d'un mois après le début du traitement. Nous devons ajouter que ce malade, au cours du traitement, a été atteint d'une conjonctivite, par suite de la projection directe dans l'œil, et par maladresse, de quelques gouttes de la solution chrysophanique.

Observation IV.

Psoriasis diffus, en placards.

L... (Eugène), 39 ans, homme de peine, ent é le 11 février 1884 salle Cazenave, lit n° 48.

L'affection, qui date d'un an environ, a débuté par un placard au membre inférieur gauche.

Actuellement, la lésion est disseminée sur tout le corps. Il y a beaucoup de pellicules dans les cheveux, mais sans altération de cuir chevelu.

Il existe au devant du thorax, à la partie postérieure du tronc et sur les régions externes des membres inférieurs, des placards assez étendus, squameux. A la partie supérieure et interne des cuisses, dans les plis génito-cruraux, sur la verge, à la région pubienne, dans les creux axillaires, l'éruption est disséminée sous forme de plaques de différentes grandeurs.

Le malade n'a pris jusqu'à présent que des bains (vapeur, amidon. sulfureux).

Vives démangeaisons, surtout la nuit.

18 février. Deux frictions de chloroforme chrysophanique à

15/100, recouvert de traumaticine, ont été faites. Il y a un léger degré d'érythème entre les placards du tronc, qui sont déjà en voie de guérison. 3e friction.

Le 20. L'erythème a atteint une grande intensité et occupe la totalité du tronc.

Les placards du tronc présentent une teinte anémique et sont ainsi nettement séparés de l'érythème chrysophanique général.

On fait une friction localisée aux membres.

Vive cuisson pendant la dernière nuit.

Le 23. L'érythème chrysophanique est en voie de disparition Encore de la desquamation aux membres.

On fait une friction.

Le 25. Une friction est faite.

Le 28. Encore une très légère desquamation aux coudes et aux membres inférieurs.

1er mars. Légère desquamation aux coudes. On les touche avec l'acide chrysophanique.

Le 3. Encore une friction aux coudes et aux membres inférieurs,

Le 8. Guérison confirmée. La coloration blanche des plaques est remplacée par des macules brunes ; elles sont séparées des parties voisines par un liséré anémique. La peau avoisinante, qui présentait une apparence vitiligoïde, a repris son aspect normal. Le malade quitte l'hôpital.

Le 15. Le malade vient à la consultation. La guérison est confirmée. La coloration brune des plaques persiste.

En huit jours, après trois frictions, tous les placards du tronc étaient guéris. Le malade a présenté un érythème chrysophanique intense. Il a fallu un temps plus long et un plus grand nombre de frictions pour obtenir la disparition des placards des membres.

Observation V.

Psoriasis en gouttes et circiné.

R... (Marcelin), 35 ans, cocher, entré le 14 janvier 1884, n° 51.

Le psoriasis remonte à cinq mois environ.

Deux petites taches rouges, squameuses à leur centre, occupent e devant du thorax. Qnatre ou cinq taches semblables sont disséminées sur l'abdomen et les flancs.

Les avant-bras, du côté de l'extension, surtout au niveau des coudes, sont le siège d'une éruption disséminée, constituée par des gouttes de la largeur d'une lentille présentant une base rouge recouverte de squames argentées.

Aux jambes l'éruption a un aspect tout à fait différent : elle est formée de cercles assez réguliers, rouges à leur centre, dont les bords sont relevés et constitués par des taches confluentes, rouges, couvertes de squames micacées.

16 janvier. Friction de chloroforme chrysophanique à 15/100 recouvert de traumaticine.

Le 18. La friction a été fort bien tolérée. Il n'y a pas trace d'irritation périphérique. 2e friction.

Le 21. Aux jambes et aux coudes, l'enduit ayant tenu presque complètement, on fait une simple réparation. Ailleurs l'éruption est guérie.

Le 23. Il reste une légère desquamation aux coudes. Aux jambes, la bordure des cercles présente une coloration rouge brune et très peu de squames. 3e friction.

Le 25. Presque entièrement guéri.

Encore une très légère desquamation des coudes. Aux jambes, ils n'y a plus de squames, mais la coloration rouge brune de la bordure persiste. Encore une friction.

Le 29. Le malade quitte l'hôpital. Les coudes sont guéris.

Ce malade a été guéri en deux semaines d'un psoriasis léger, il est vrai. Il n'a fallu que quatre frictions pour atteindre ce résultat. Il n'y a pas eu d'érythème chrysophanique.

Observation VI.

Psoriasis diffus en plaques.

C... (Clémence), 33 ans, blanchisseuse, entrée le 14 janvier 1884, salle Gibert, n° 27.

Nombreuses plaques de psoriasis, remontant à plusieurs années, rouges, squameuses, siégeant sur le tronc, les membres supérieurs et inférieurs. La région pubienne est rouge et squameuse ; la rougeur s'étend aux grandes lèvres, dont les deux faces sont envahies dans toute leur étendue.

16 janvier. Première friction de chloroforme chrysophanique à 15/100, recouvert de traumaticine

Le 18. La friction a été bien tolérée le premier jour. Hier, prurit intense, au point que la malade n'a pu dormir la nuit. Les plaques de traumaticine sont entourées d'une auréole érythémateuse. 2e friction.

Le 21. Pas d'irritation. L'application n'a pas été suivie d'une cuisson aussi vive que la première fois. Les placards présentent encore de la desquamation. 3e friction.

Le 23. Amélioration manifeste. 4e friction chrysophanique.

Le 25. Après le bain de ce matin, il est survenu une rougeur diffuse autour des placards. 5e friction chrysophanique.

4 février. Malgré l'interruption du traitement, on constate que la plupart des plaques présentent une coloration blanche qui tranche sur la couleur brun violet de la peau avoisinante. 6e friction.

Le 6. 7e friction.

Le 9. Guérison assurée. On touche simplement quelques points encore squameux.

Le 11. Exeat.

En tenant compte de l'interruption du traitement pendant une semaine on voit que la guérison est survenue au bout de dix-neuf jours. Il n'y a à noter qu'un érythème diffus de peu d'intensité autour des placards. qui s'est manifesté une fois dans le cours du traitement.

Observation VII.

Psoriasis ancien, en placard, de la région lombo-sacrée.

D... (Joseph), 66 ans, matelassier, entré le 3 décembre 1883 salle Cazenave, n° 51.

Ancien malade du service, traité en décembre, janvier et février dernier, pour un psoriasis très ancien, par l'huile de cade et la solution arsenicale.

La poussée actuelle date de cinq à six mois environ. Elle consiste en un placard de grandes dimensions, étendu à toute la région lombo-sacrée, arrrondi, ayant environ 15 centimètres de diamètre, légèrement squameux, violacé, un peu prurigineux la nuit.

Autres petits placards aux coudes et aux genoux.

8 décembre. Deux frictions de traumaticine chrysophanique à 10/100 ont été faites et ont été très bien tolérées. Aucune irritation périphérique. Le prurit a été très peu vif. On fait une application : 1° de chloroforme chysophanique à 10/100 ; 2° de traumaticine.

Le 11. 4e friction.

Le 14. L'enduit persiste sur la presque totalité du placard lombo-sacré, sauf la bordure. On répare les points mis à nu. Cuisson modérée, ainsi que l'atteste le peu de désordres produits par le grattage.

Le 19. Aucune irritation autour des placards. Mais amélioration indubitable extrêmement prononcée, 5e friction, avec la solution à 15/100.

Le 21. Très légère irritation à la périphérie du grand placard. Action curative très marquée. Presque partout l'enduit a bien tenu, malgré le bain. 6e friction.

Le 28. Le placard lombo-sacré est guéri. Il y a encore de la desquamation aux coudes et aux genoux.

Quatre frictions sont encore nécessaires pour la guérison des coudes et des genoux.

Le 11. Le malade sort entièrement guéri.

La guérison du vaste placard lombo-sacré a donc été obtenue en moins de trois semaines, après six frictions de chloroforme chrysophanique, sans irritation notable.

Observation VIII.

Psoriasis atypique, scarlatiniforme, des organes génitaux

P... (Jean), 71 ans, carrier, entré le 10 décembre 1883, salle Cazenave, n° 38.

Malade soigné dans le service, en décembre 1882, et en janvier, avril et mai 1883, pour un psoriasis ancien, atypique. avec placard énorme occupant tous les organes génitaux (verge, scrotum face interne des cuisses), rouge, desquamant, scarlatiniforme.

En outre, autres placards semblables aux coudes et à la face, palmaire des mains et plantaire des pieds. A ce niveau, la lésion est sèche, épaisse, grisâtre, squameuse et fissurée.

La poussée actuelle des organes génitaux remonte à plus de deux mois. Cependant la lésion n'a jamais disparu complètement.

19 décembre. Trois frictions ont été faites avec le chloroforme chrysophanique à 10/100, recouvert de traumaticine. Amélioration déjà très manifeste. 4e friction avec la solution à 15/100. L'application détermine une légère douleur.

Le 21. Traces très modérées d'irritation. L'enduit a tenu d'une manière absolue, malgré le bain, dans tout ce qui n'est pas la sphère génitale proprement dite. Bien qu'on ait mis sur le pénis et le scrotum de l'acide chrysophanique à 15/100, il n'y a pas d'irritation franche. 5e friction.

Le 28. L'amélioration progresse, certaine et évidente. 6e friction.

Le 31. 7e friction.

2 janvier. L'enduit persiste dans toute la surface extérieure; il n'est attaqué que dans les points de contact. 8e friction.

Le 7. L'enduit tient toujours à la bordure du placard. On fait une réparation.

Le 9. Les surfaces sont trouvées en si bon état, qu'il n'est pas fait de friction.

Le 11. Guérison. La rougeur du placard a presque entièrement disparu.

4 février. Guérison confirmée. Le malade quitte l'hôpital.

La guérison a eu lieu au bout d'un mois, sans aucune espèce d'irritation au niveau des organes génitaux.

Observation IX.

Psoriasis.

P..., 40 ans, salle Cazenave, no 26.

Psoriasis chez un sujet atteint de glossite scléreuse syphilitique, datant de vingt-deux ans, occupant par grands placards les régions classiques (coudes, genoux et face antérieure des jambes).

31 décembre. 1re friction de chloroforme chrysophanique à 15/100, recouvert de traumaticine.

2 janvier. Léger prurit à la suite de la friction. Aucune irritation de voisinage. L'enduit n'a pas bougé. On fait simplement de très petites réparations dans quelques points excoriés.

Le 4. A la suite d'un bain, l'enduit a presque disparu. 2e friction.

Le 7. Le malade accuse d'assez vives démangeaisons aux genoux. L'enduit a bien tenu, sauf dans quelques points où l'on fait des réparations.

Le 9. L'amélioration paraît rapide, sans irritation périphérique. 3 friction.

Le 11. Le traumaticine tient partout.

Il est fait une légère friction sur la bordure des placards.

Le 14. Le malade demande sa sortie. La guérison est presque complète.

On peut noter chez ce malade l'extrême adhérence de la traumaticine, qui n'a permis de faire que trois frictions dans l'espace de quinze jours. La guérison est néanmoins très avancée au moment où le malade sort sans qu'il se soit produit d'irritation de voisinage.

Observation X.

Psoriasis diffus, en gouttes et en plaques.

L... (Jean), 32 ans, fumiste, entré le 8 décembre 1883, salle Cazenave, n° 43.

Vaste psoriasis très étendu, remontant à l'âge de 18 ans et toujours mal traité jusqu'à ce jour.

La poussée actuelle date de deux mois environ, mais il n'y a jamais eu d'intervalle de guérison à peu près complète. L'affection est formée, soit de gouttes typiques extrêmement nombreuses disséminées partout, soit de placards plus ou moins étendus, recouverts de squames blanches, nacrées, épaisses. Prurit asse fort, ainsi que l'attestent des excoriations de grattage.

Traitement. — Solution arsenicale 40 grammes, savon noir, puis huile de cade.

21 décembre. Le traitement étant fait à l'huile de cade à cause de l'étendue du psoriasis, il est fait une application de chloroforme chrysophanique à 15/100 recouvert de traumaticine sur le membre supérieur gauche, qu'on est obligé de couvrir presque en entier à cause de la confluence des éléments.

Le 27. 2e friction semblable à la précédente.

Le 28. Amélioration très lente du psoriasis général sous l'influence de l'huile de cade. Le membre supérieur gauche qui a été badigeonné seulement deux fois avec l'acide chrysophanique est en bien meilleur état.

2 janvier. Le membre supérieur gauche, qui a été frictionné pour la troisième fois le 31 décembre, ne présente plus que de très faibles traces de desquamation. Il n'offre d'érythème chrysophanique que sur le moignon de l'épaule et la partie attenante du thorax, bien qu'il n'y ait pas été fait de friction. On touche simplement les parties squameuses.

7 janvier. Disparition de l'érythème chrysophanique On touche encore quelques parties squameuses.

Le 14. Guérison du membre supérieur gauche, On fait une friction sur le membre inférieur du même côté.

e 16. Aucune irritation. Nouvelle friction, ainsi qu'au membre supérieur droit. Acné cadique aux membres inférieurs.

Le 18. Friction semblable à la précédente.

Le 21. Le malade quitte l'hôpital sur sa demande, très amélioré, mais non complètement guéri.

Nous citons cette observation pour montrer les résultats obtenus comparativement avec les frictions d'huile de cade et les frictions d'acide chrysophanique. En douze jours et avec trois frictions de traumaticine chrysophanique, le membre supérieur gauche était très amélioré, alors que les frictions d'huile de cade n'avaient produit qu'une modification peu sensible des autres surfaces, mais avaient provoqué l'apparition de l'acné cadique aux membres inférieurs. Il y eut un érythème chrysophanique modéré.

Observation XI.

Psoriasis typique en placards.

M... (Louis), 32 ans, plombier, entré le 12 novembre 1883, sall Cazenave, n° 42.

Malade soigné dans le service en juillet 1882 pendant six semaines, par la pommade à l'acide pyrogallique pour un psoriasis dont le début remontait à deux ans.

Il y a trois mois, le malade a été traité de nouveau pendant un mois dans un des services de Saint-Louis par l'huile de cade. Il en est sorti avant sa guérison.

Psoriasis typique avec squames blanches nacrées, très prurigineux la nuit surtout.

Il existe à la partie postérieure des coudes et des bras de vastes placards irréguliers. Sur les membres inférieurs, à la région sacrée, il y a de nombreux éléments, soit en gouttes, soit en disques arrondis formant des placards plus ou moins étendus, squameux.

Nombreux éléments dans le cuir chevelu.

Traitement par la pommade à l'acide pyrogallique à 10/100.

19 décembre. Malgré le temps écoulé et le nombre des frictions, le psoriasis n'est pas guéri. Les grands placards des coudes restent encore squameux sur toute leur surface. D'ailleurs, coloration noire à peine marquée des mains et absence complète d'érythème pyrogallique.

On continue la pommade pyrogallique aux membres inférieurs. Les membres supérieurs sont frictionnés avec l'éther pyrogallique à 10/100 recouvert de traumaticine.

Le 21. Aucune trace d'irritation à la suite de la friction. Action curative modérée. Nouvelle friction étendue aux membres inférieurs.

2 janvier. Depuis la dernière friction, il est survenu un érythème pyrogallique général dont il ne reste plus aujourd'hui que des traces très peu accentuées.

Malgré l'interruption du traitement, on constate que la plupart des plaques n'ont plus de desquamation et sont séparées de l'érythème pyrogallique général par leur zone anémique caractéristique. La préparation manquant, pour ne pas interrompre le traitement, on touche les surfaces squameuses avec le chloroforme chrysophanique à 15/100 recouvert de traumaticine.

Le 4. Amélioration continue. Pas d'irritation. Nouvelle friction.

Le 7. Encore de la desquamation aux coudes, aux jambes et aux fesses. Nouvelle friction.

Le 9. Résultat satisfaisant. Les grands placards sont effacés et remplacés par des macules érythémateuses. Il ne reste que des gouttes en petit nombre et une légère desquamation aux coudes.

Le 25. Le malade quitte l'hôpital, présentant encore une très légère desquamation des deux coudes, malgré la continuation des frictions.

Notons que ce malade a été atteint, durant le cours du traitement, d'une conjonctivite des deux yeux, due à la projection directe de quelques gouttes de la solution chrysophanique pendant une application. Cette conjonctivite a d'ailleurs cédé au bout de quatre à cinq jours sous l'influence de compresses d'eau de sureau.

Observation XII.

Psoriasis diffus, en plaques.

L... (François), 42 ans, cocher. Malade de la policlinique de M. Besnier. Ce malade a été traité dans le service à la fin de 1883, par la traumaticine chrysophanique, pour un psoriasis datant de deux ans environ.

Il est sorti au bout d'un mois amélioré, mais non guéri. L'affection a reparu très peu de temps après, sans atteindre le même degré d'intensité que la première fois.

Vastes placards de psoriasis, rouges, couverts de squames minces, imbriquées, faisant une légère saillie au-dessus des téguments, sans infiltration de la peau, siégeant à la partie supérieure et médiane du dos, sur l'hypochondre gauche, aux membres supérieurs et inférieurs. Quelques taches d'un rouge cuivré occupent le front. L'ombilic et la région pubienne portent des taches squameuses. Enfin une plaque rouge, sans squames, siège à la partie supérieure du sillon interfessier.

8 mars. Début du traitement. Friction avec le chloroforme chrysophanique à 15/100 recouvert de traumaticine.

Le 12. Cuisson modérée depuis la friction. Le placard du dos est entouré d'une rougeur diffuse, avec saillie des follicules pileux. L'enduit a tenu sur un grand nombre des placards. 2e friction.

Le 19. Amélioration du placard dorsal qui est séparé des parties voisines par une zone anémique. La rougeur et la tuméfaction des follicules pileux ont disparu. 3e friction.

Le 26. Erythème chrysophanique de guérison à la périphérie du placard dorsal. Sur les 3/4 de sa surface, l'épiderme a repris son aspect normal. Les autres placards, sauf ceux de l'avant-bras, sont en voie d'amélioration. 4e friction.

2 avril. Le placard dorsal présente une coloration blanche et es entouré d'une large zone érythémateuse. La plaque de l'hypochondre gauche est également blanche, mais sans irritation périphérique. Amélioration aux membres inférieurs. Les membres supérieurs restent dans le même état. 5e friction.

Le 9. 6e friction.

Le 14. Guérison de la plaque interfessière. L'amélioration se dessine aux membres inférieurs. 7e friction.

Le 23. La pluplart des placards des membres inférieurs son effacés et remplacés par des macules pigmentées. Action faible du médicament aux membres supérieurs. 8e friction.

Le 30. 9e friction.

14 mai. Cette fois, les membres supérieurs sont presque complètement guéris. Encore un peu de desquamation sur quelques-unes des plaques des membres inférieurs. Nouvelle friction. Le malade est vu aujourd'hui pour la dernière fois.

Nous avons rapporté cette observation pour donner un exemple de la facilité avec laquelle le traitement du psoriasis par la traumaticine peut être fait en dehors des salles d'hôpital. Il n'est pas douteux que ce malade, en venant plus souvent pour se faire traiter aurait été débarrassé beaucoup plus rapidement de son psoriasis.

OBSERVATION XIII.

Psoriasis en plaques et en gouttes.

B... (Aristide), 27 ans, menuisier, entré le 7 avril 1884, salle Cazenave, n° 51.

Depuis l'âge de 8 ans, ce malade porte un psoriasis localisé aux coudes et aux genoux, et dont il ne s'est jamais complètement débarrassé, malgré les traitements qu'il a suivis et qui ont consisté en frictions d'huile de cade et en solution arsenicale à l'intérieur.

L'affection a envahi, depuis six mois environ, les régions qu'elle occupe actuellement. Il existe des taches peu colorées et légèrement squameuses sur le front, les régions sourcilières, les joues, les oreilles. Pellicules dans le cuir chevelu. Rien sur le tronc.

Les membres supérieurs, du côté de l'extension, sont occupés par des placards superficiels de grandes dimensions qui les recouvrent sur une grande surface. Ces placards, d'un rouge pâle, sont recouverts de squames argentées peu épaisses. Une plaque de psoriasis gyroïde occupe toute la face postéro-externe de l'avant-bras gauche.

L'éruption se continue sur le dos des mains sous forme de petites plaques squameuses. Placards de mêmes caractères aux genoux. En outre, quelques éléments peu apparents sont disséminés sur les membres inférieurs et sur les fesses.

9 avril. Friction sur le côté gauche avec la solution chrysophanique à 15/100 recouverte de traumaticine. Sur le côté droit, friction avec la pommade chrysophanique à 10/100. Léger picotement pendant l'application de la traumaticine.

Le 11. Il n'y a pas eu de cuisson ni de prurit après la friction. Pas d'irritation de voisinage. Un peu de rougeur et de chaleur au niveau des placards du membre supérieur gauche. Deuxième friction. La pommade est portée à la dose de 15/100.

Le 12. Léger degré d'érythème au membre supérieur gauche, mais amélioration évidente. 3e friction.

Le 14. 4e friction.

Le 16. Amélioration rapide des membres supérieurs. Celui du côté droit, ainsi que la partie attenante du thorax, est le siège d'un érythème chrysophanique avec maximum d'intensité au pli du coude, où l'on note une légère sensibilité. Repos du membre, poudre d'amidon. Les gouttes disséminées sur les fesses et les membres inférieurs sont effacées. Aux genoux, amélioration encore peu marquée. 5e friction.

Sur la face et les oreilles, il a été fait une application d'éther naphtol à 10/100 et deux autres de chloroforme chrysophanique recouvert de traumaticine. Elles ont été très bien tolérées. Bon état des parties.

Le 18. Diminution de l'érythème au membre supérieur droit. Rougeur assez vive du membre supérieur gauche, qui ne présente plus de desquamation qu'au coude et au poignet. 6e friction.

Le 19. Rougeur moins vive du membre supérieur gauche, 7e friction.

Le 21. 8e friction.

Le 23. Guérison presque complète. Les poignets ne présentent plus de desquamation et blanchissent de la périphérie au centre. Amélioration considérable des membres inférieurs. 9e friction.

Le 25. Le genou droit présente des îlots où l'épiderme a repris son aspect normal; quelques portions seulement sont encore rouges et très légèrement squameuses. Encore un peu de rougeur aux poignets et aux coudes. 10e friction.

Cet état persiste jusqu'au 3 mai. On fait encore trois frictions jusqu'à ce jour. Le malade quitte l'hôpital, ne conservant qu'une coloration rouge foncée des poignets et un peu de rougeur des coudes.

Chez ce malade, les résultats du traitement fait simultanément par le chloroforme chrysophanique recouvert de traumaticine et par la pommade chrysophanique, aux mêmes doses et avec un nombre égal de frictions, ont été sensiblement les mêmes. L'érythème a atteint les deux membres supérieurs, plus marqué toutefois du côté frictionné avec la pommade. La guérison a eu lieu au bout de trois semaines.

Observation XIV.

Psoriasis en disques, aux lieux d'élection.

C.. (Raphaël), 24 ans, cordonnier, entre le 10 mars 1884, salle Cazenave, n° 49.

Le psoriasis date de dix ans environ. Les coudes, puis les membres inférieurs. ont été atteints. Depuis son apparition il n'y a jamais eu d'intervalle de guérison complète.

Le traitement a consisté en frictions de savon noir, bains alcalins et tisanes dépuratives.

Deux placards de dimensions égales à celles d'une petite paume de main, fissurés, avec squames argentées, faiblement adhérentes, reposant sur un fond rouge jambon qu'elles recouvrent presque entièrement, occupent les coudes. Il existe en outre quelques petites plaques aux avant-bras, légèrement squameuses ; et plusieurs des articulations métacarpo-phalangiennes, aux deux mains, sont occupées par de petites plaques nummulaires, rouges non squameuses.

Aux membres inférieurs, les lésions consistent en deux ou trois placards semblables à ceux des membres inférieurs et en taches squameuses, disséminées sur toute leur étendue.

11 mars. En raison de l'épaisseur des squames accumulées sur les grands placards, on prescrit des frictions de savon noir.

Le 14. Trois frictions ont été faites avec le savon noir. Les placards sont presque complètement décapés. Première friction de chloroforme chrysophanique à 15/100, recouvert de traumaticine. L'application donne lieu à une cuisson modérée.

Le 15. La traumaticine tient sur toutes les surfaces, sauf les mains. On voit des réparations.

Le 17. A la suite du bain, l'enduit a cédé. On note un commencement d'amélioration. Les placards des coudes sont entourés d'une zone blanche et, à la périphérie, la peau est fendillée sous forme d'écailles. Cet état de la peau se retrouve aux cuisses et peut être rapporté aux frictions de savon noir.

Aucune irritation. La cuisson qui a suivi la première application n'a pas persisté plus de deux minutes.

Le soir, à la chaleur du lit, il survient un léger prurit. 2e friction.

Le 19. L'amélioration persiste, plus marquée aux membres supérieurs. Les plaques sont plus souples. Encore de la desquamation des membres inférieurs. 3e friction de chloroforme chrysophanique.

Le 22. On fait une quatrième application du côté gauche seulement ; le côté droit sera frictionné avec la pommade chrysophanique à 10/100, pour comparer les résultats avec ceux de la traumaticine.

Le 24. La friction est faite comme il vient d'être dit. Guérison presque complète de l'éruption à la cuisse gauche.

Le 26. La pommade n'a produit aucune espèce d'irritation. 2e friction. A gauche, la traumaticine tient presque partout, le malade n'ayant pas pris de bain.

4 avril. Denx frictions ont encore été faites. Action curative plus marquée à gauche qu'à droite.

Le 11. Trois frictions ont été faites. Toutes les surfaces sont guéries, sauf les coudes, et un placard au-dessus du genou droit.

Le 16. On a fait encore deux frictions. La pommade est portée à la dose de 15/100.

18 avril. La friction a été bien supportée. Encore une friction.

Le 19. Le malade quitte l'hôpital. Il ne reste qu'un peu de rougeur des coudes.

Ce malade a été traité comparativement par le chloroforme chrysophanique recouvert de traumaticine et par la pommade chrysophanique. Il semble que du côté gauche (traumaticine) l'amélioration ait marché plus rapidement, mais il faut dire que la pommade n'a été employée qu à la dose de 10/100 (sauf les deux dernières frictions), tandis que la solution chrysophanique était à 15/100. — Aucune des applications n'a déterminé d'érythème. La durée du traitement a été relativement longue, au moins cinq semaines.

Observation XV.

Psoriasis typique aux lieux d'élection, chez un sujet syphilitique.

P... (Charles), 27 ans, journalier, entre le 7 avril 1884, salle Cazenaze, n° 43.

Début de l'affection il y a treize ans.

Le malade a été traité à plusieurs reprises par l'huile de cade, et en dernier lieu, il y a trois mois (service de M. Vidal), par une préparation consistant en un mélange de collodion et d'acide pyrogallique, qui aurait amené la guérison.

L'éruption siège sur les lieux d'élection : coudes et genoux. Elle est formée de plaques d'un rouge vif, fissurées, recouvertes de larges squames argentées. Des gouttes, en très petit nombre, sont disséminées sur tout le corps.

9 avril. Le côté gauche est frictionné avec le chloroforme chrysophanique à 15/100, recouvert de traumaticine. Le côté droit,

avec la pommade chrysophanique à 10/100. L'application n'est pas douloureuse.

Le 14. Les gouttes situées sur les membres inférieurs sont entourées d'une auréole rouge. 2e friction; la pommade est portée à la dose de 15/100.

Le 16, Deux nouvelles frictions ont été faites et très bien tolérées. Les gouttes sont effacées et entourées d'une aréole rouge Action curative modérée aux coudes et aux genoux. 5e friction.

Le 25. Neuf frictions en tout. Les genoux sont guéris. Au coudes, la rougeur et la desquamation persistent. 10e friction.

7 mai. Quinze frictions. Encore de la desquamation aux coudes surtout du côté droit.

Le 17. Le malade sort après dix-neuf frictions.

Les coudes sont encore légèrement squameux, et plus à dro qu'à gauche.

La cure du psoriasis, chez ce malade, a été relativement longue (cinq semaines). Il faut noter une tolérance absolue à l'égard du médicament et l'absence complète d'érythème chrysophanique, qui est dans beaucoup de cas le signe d'une guérison prochaine. L'action de la traumaticine paraît avoir été supérieure à celle de la pommade chrysophanique, employée aux mêmes doses.

Observation XVI.

Psoriasis diffus, en plaques.

R... (Emile), 40 ans, comptable, entré le 21 avril 1884, salle Cazenave, n° 49.

Malade traité en janvier dernier, dans un des services de l'hôpital Saint-Louis, pour un psoriasis datant de treize ans ; sorti en février imparfaitement guéri. L'éruption a reparu presque aussitôt avec une plus grande intensité. Alcoolisme avéré.

Le cuir chevelu, entièrement dénudé dans sa partie supérieure, est le siège d'une éruption constituée par un grand nombre de gouttes, avec squames jaunâtres, épaisses.

Quelques éléments de petites dimensions sont disséminés sur

les régions antérieure et postérieure du thorax; d'autres, en plus grand nombre, sur les membres inférieurs. Une large plaque irrégulière, superficielle, d'un rouge pâle, recouverte de squames micacées, occupe la région trochantérieure droite. Il existe encore quelques plaques plus ou moins étendues, ayant les mêmes caractères, sur les deux jambes, avec prédominance des lésions au membre inférieur droit.

Gouttes disséminées sur les deux membres supérieurs.

Deux vastes placards, recouverts d'écailles argentées, faiblement adhérentes, occupent les coudes.

23 avril. Bonnet de caoutchouc pour la tète. Friction avec la pommade à l'acide chrysophanique, à 10/100.

Le 25. Rougeur diffuse à la périphérie des plaques psoriasiques. Les parties érythémateuses sont le siège d'une cuisson assez vive. Il y a déjà moins de desquamation sur les plaques, sauf sur celles des jambes. 2e friction.

Le 26. L'érythème est limité aujourd'hui aux régions de contact (plis des coudes, plis inguinaux, régions poplitées). On observe de la rougeur et une légère tuméfaction du scrotum et de la verge. Toutes ces parties sont douloureuses. On fait néanmoins une 3e application.

Le 28. Il ne reste plus que des traces peu accentuées de l'érythème chrysophanique.

Il y a bien moins de squames sur les surfaces psoriasiques. 4 friction.

Le 30. L'érythème a repris l'intensité qu'il avait précédemment. La douleur a reparu et empêche le sommeil. Repos, bains, frictions d'axonge.

2 Mai. Diminution de l'érythème, sauf aux membres supérieurs, auxquels il ne sera pas touché aujourd'hui. Action curative marquée.

Un grand nombre de plaques sont effacées et remplacées par des macules érythémateuses. Aux jambes, il y a encore de la desquamation. 5e friction.

3 mai. 6e friction.

Le 5. La friction a été bien tolérée.

Encore de la desquamation aux coudes et aux jambes. 7e friction.

Le 7. On fait encore une friction.

Le 9. Les jambes sont frictionnées avec la pommade à 15/100.

Le 12. Une friction avec la pommade à 15/100 est faite aux coudes et aux jambes.

Le 14. Les jambes et les coudes sont presque entièrement guéris Encore une friction.

Le 16. Guérison. Le malade quitte l'hôpital.

La tête est également guérie par l'usage du bonnet de caoutchouc.

Ce malade a été guéri en trois semaines d'un psoriasis diffus, après onze frictions. Encore les plaques, autres que celles des coudes et des jambes, étaient-elles guéries après la 4e friction. Signalons l'existence d'un érythème chrysophanique, qui a forcé d'interrompre le traitement pendant quatre jours..

Observation XVII.

Psoriasis disséminé, en gouttes, traité par la traumaticine chrysophanique

L... (Marie), 23 ans, domestique, entrée le 3 mars 1884, salle Gibert, nº 6.

Le psoriasis a débuté il y a sept ans environ et n'a jamais disparu complètement depuis cette époque. La malade a été traitée par l'arséniate de fer en pilules, des bains d'amidon, puis par des rictions d'huile de cade. Mais le traitement a toujours été irrégulièrement suivi.

La lésion, disséminée sur tout le corps, sauf la face, les mains et les pieds qui sont indemnes, est constituée par des éléments de petites dimensions, affectant en général la forme de gouttes d'une coloration rouge peu intense et recouvertes de squames blanches peu abondantes et peu adhérentes. Sur l'abdomen, les éléments sont en assez grand nombre et prennent par places la forme circinée. A la région sacrée, les gouttes sont également en grand nombre, avec sécrétion épidermique abondante, mais ne sont pas assez confluentes pour former des plaques.

Nombreuses gouttes disséminées sur les membres inférieurs. Aux genoux, elles constituent par leur réunion des placards irréguliers, recouverts de squames argentées, épaisses et adhérentes.

Aux membres supérieurs, presque rien du côté de la flexion. Du côté de l'extension, la lésion atteint son maximum d'intensité et consiste en éléments de médiocre grandeur, se touchant presque par leurs bords, rouges, saillants, recouverts de squames épaisses et adhérentes, et recouvrant la presque totalité de la surface du membre. L'éruption diminue d'intensité à l'avant-bras pour s'arrêter au poignet.

6 mars. Friction de traumaticine chrysophanique à 15/100 sur les membres supérieur et inférieur droits. La friction ne détermine ni cuisson ni prurit.

Le 8. Aucune irritation périphérique. Pas de changement appréciable de l'éruption. 2e friction semblable à la première.

Le 12. Amélioration du membre supérieur droit. La friction est faite aujourd'hui sur toutes les surfaces psoriasiques.

Le 17. Action curative marquée. Un grand nombre de gouttes, notamment du côté droit, sont guéries ; leur surface présente une coloration blanche et est entourée d'un anneau rouge-brun.

Le 24. Trois frictions ont été faites. Les éléments sont encore rouges et squameux aux coudes, aux avant-bras, aux genoux et aux jambes. Les autres surfaces sont guéries.

Du 24 mars au 3 avril. Cinq frictions sont faites sur les parties squameuses sans obtenir de résultat bien satisfaisant.

4 avril. Encore une friction. Repousse de gouttes nouvelles en petit nombre aux membres supérieurs.

Le 5. La malade sort incomplètement guérie. Il y a encore des taches squameuses aux coudes, aux avant-bras et aux genoux.

Cette observation offre un exemple de la difficulté d'application de la traumaticine dans les psoriasis à petits éléments disséminés. Après un mois de traitement, le psoriasis, quoique considérablement amélioré, n'avait pas entièrement disparu.

Observation XVIII.

Psoriasis discret en disques.

M... (Marie), 28 ans, domestique, entrée le 17 mars 1884, salle Gibert, nº 11.

Cette malade est rhumatisante. Elle eut une première poussée de psoriasis, localisé aux jambes, il y a un an, au milieu d'une attaque de rhumatisme articulaire subaigu. La poussée actuelle, qui remonte à un mois, a débuté par le dos et s'est étendue aux membres inférieurs et au cuir chevelu.

On trouve des plaques squameuses dans le cuir chevelu, à la limite d'implantation des cheveux, dans les régions temporale et occipitale. Deux petites plaques sont situées derrière l'oreille gauche.

La partie inférieure du dos, sur la ligne médiane, est occupée par un placard long de plusieurs travers de doigt, ayant une forme auriculaire, recouvert d'écailles épaisses, de couleur jaune clair. Dans le flanc gauche, sont deux petites plaques, et une au-dessus du pli inguinal droit. A la partie supérieure du sillon interfessier existe une large plaque rouge, débordant la fesse gauche, et recouverte à ce niveau de squames jaunâtres.

Des taches de différentes grandeurs sont disséminées en peti nombre sur les membres inférieurs.

28 mars. La malade, depuis son entrée, a pris un bain d'amidon tous les deux jours. Elle s'est frictionnée avec le savon noir ; cependant les surfaces psoriasiques ne sont pas toutes décapées. 1re friction avec le chloroforme chrysophanique à 15/100, recouvert de traumaticine. L'application n'est pas douloureuse.

Le 29. Les squames sont tombées partout ; la plaque dorsale est rouge et brillante. Cuisson vive hier. Aucune irritation périphérique. 2e friction, elle est faite énergiquement et détermine au niveau de la plaque dorsale un petit suintement sanguin.

Le 31. Cuisson modérée après la friction. Les plaques de traumaticine sont séparées des parties voisines par une zone anémique. La plaque dorsale, guérie au centre, est encore rouge à la périphérie. 3e friction.

2 avril. 4e friction.

Le 3. La plaque dorsale, encore rouge dans une petite partie de son contour, est remplacée par une pigmentation foncée. Elle est séparée par un liséré anémique de la peau avoisinante qui est le siège d'une rougeur érythémateuse de peu d'étendue. L'amélioration se dessine sur les autres surfaces. 5e friction.

Le 5. 6e friction.

Le 7. La guérison est à peu près complète. Il reste cependant quelques points rouges à la bordure des plaques, qui sont entourées d'un érythème chrysophanique de guérison. La malade quitte l'hôpital.

La malade revient à la consultation le 26 avril. Les squames se sont reproduites sur la plaque dorsale. Quelques gouttes persistent aux membres inférieurs et sur le ventre. On fait une friction.

16 mai. Après un certain nombre de frictions, environ cinq, la maladie a cédé de nouveau. Cependant il reste encore quelques points rouges et squameux sur la bordure des plaques.

Nous n'avons obtenu ici qu'un demi-succès. La guérison a d'abord été rapide, puisque dix jours environ après la première application de traumaticine, la malade quittait l'hôpital. Mais il y eut une rechute, et le jour où nous vîmes la malade pour la première fois (le 16 mai) la guérison n'était pas encore complète.

Observation XIX.

Psoriasis en gouttes et circiné, disséminé.

G... (Louis), 25 ans, grainetier entre le 14 janvier 1884, salle Cazenave, n° 49.

L'affection aurait débuté vers l'âge de 7 ans, à la suite d'une rougeole et n'a jamais complètement disparu depuis cette époque; elle tend seulement à s'amender l'été pour reprendre une nouvelle intensité l'hiver.

Les lésions sont disséminées sur toute la surface du corps. Le cuir chevelu, un peu rouge, est le siège d'une desquamation abondante que l'on aperçoit en écartant les cheveux.

Quelques taches lenticulaires rouges, sans squames, occupent le front. Deux plaques squameuses couvrent les régions sourcilières et se rejoignent sur le dos du nez pour s'étendre en divergeant sur les ailes du nez et se perdre sur les joues. Les paupières du côté gauche sont rouges et squameuses. Quelques gouttes occupent les tempes, la face externe du pavillon des oreilles, la lèvre supérieure, le menton.

Gouttes disséminées sur le tronc. Sur les flancs et les fesses, l'éruption offre la disposition de cercles ou de fragments de cercles rouges et squameux à leur circonférence, avec un centre parfaitement sain.

Sur les membres, l'éruption est discrète du côté de la flexion. Du côté de l'extension, les gouttes sont très abondantes, surtout aux coudes et aux genoux où elles forment par leur confluence des plaques saillantes, couvertes de squames micacées.

16 janvier. Friction de chloroforme chrysophanique à 15/100 recouvert de traumaticine. La face seule n'est pas frictionnée.

Le 18. L'enduit a tenu sur presque toutes les surfaces. On ait de simples réparations.

Le 21. Tous les éléments qui occupent le tronc sont effacés et remplacés par des macules érythémateuses. Encore de la desquamation aux coudes et aux membres inferieurs. Nulle part il n'y a d'irritation de voisinage. Nouvelle friction.

Le 23. On fait une simple réparation aux avants-bras et aux jambes. Les gouttes sont moins rouges et moins squameuses.

Le 25. Encore de la desquamation aux coudes et aux jambes. Nouvelle friction chrysophanique. Pour la première fois, on fait avec précaution une application sur la face.

Le 29. Très bon état du psoriasis de la face, mais il est survenu une conjonctivite. Le malade est presque complètement guéri, il ne reste plus qu'une légère desquamation des coudes et des genoux.

18 février. Malgré la continuation des frictions, la desquamation des coudes et des genoux persiste. Repousse de gouttes nouvelles sur le flanc droit. Nouvelle friction.

1er mars. La repousse de gouttes nouvelles s'est étendue au tronc et aux membres. Les anciennes lésions sont guéries. Encore une friction.

Le 3. Exéat.

Ici, comme dans une des observations qui précèdent nous notons la difficulté d'application de la traumaticine sur des surfaces multiples et de petites dimensions. La guérison a été entravée par une poussée d'éléments nouveaux, quoique ayant été rapide à la face et au tronc. La conjonctivite qui s'est déclarée n'a eu aucune gravité.

Observation XX.

Psoriasis en gouttes, disséminé.

B..., 26 ans, journalier, entré le 24 décembre 1883, salle Cazenave n° 45.

La poussée actuelle est la quatrième depuis deux ans ; elle date d'un mois environ et est encore en pleine activité. Les éruptions antérieures ont laissé sur le tronc des macules pigmentées en assez grand nombre.

Sur les membres supérieurs et inférieurs, gouttes disséminées, légèrement squameuses, les unes lenticulaires, les autres atteignant le diamètre d'une pièce de 0,50 cent.

Aux coudes, la lésion forme de petites plaques irrégulières, couvertes de squames peu abondantes. Les genoux, les pieds et les mains sont indemnes.

Quelques éléments disséminés sur la poitrine et le dos. Sur le ventre, les gouttes forment par leur réunion des anneaux et des demi-cercles, rouges et squameux à la circonférence, avec un centre sain. De même à la région lombo-sacrée et sur les fesses, où l'éruption est plus confluente. Le cuir chevelu est envahi.

29 décembre. Friction d'éther pyrogallique à 10/100 recouvert de traumaticine.

2 janvier. Cuisson prolongée pendant vingt-quatre ou quarante-huit heures après la friction, manifestée seulement par un très léger érythème débordant les plaques de traumaticine.

Presque partout les applications ont tenu solidement; elles ne cèdent par lambeaux que dans des points tout à fait isolés.

Le malade va être mis au bain pour déblayer les surfaces et juger du résultat produit.

Le 7. Résultat incertain. Il n'y a plus de traces de l'érythème pyrogallique. Nouvelle friction. Cuisson intense, mais non persistante, pendant l'application de la traumaticine.

Le 9. Les résultats restent douteux, malgré l'extrême adhérence de la traumaticine. La difficulté semble venir ici non seulement du manque d'action du médicament, mais encore de la multiplicité des éléments disséminés. On fait des réparations.

Le 11. La traumaticine tient encore presque partout. On fait une friction dans les points où elle a cédé.

Le 16. Nouvelle friction. L'application de la traumaticine détermine toujours une vive cuisson.

Le 25. Trois frictions ont été faites. Les résultats restent douteux. Repousse de gouttes nouvelles au centre des applications médicamenteuses.

Le 29. Les anciennes lésions sont en voie d'amélioration, les nouvelles sont en pleine activité. La multiplicité des gouttes isolées rendant la peinture difficile, le malade va être soumis aux frictions d'huile de cade.

23 février. Sur sa demande, le malade est soumis aux frictions de chloroforme chrysophanique à 15/100 recouvert de traumaticine.

19 mars. Même insuccès Il se fait encore une repousse de gouttes nouvelles.

Ce malade a été traité par la traumaticine pyrogallique, puis par la traumaticine chrysophanique. Aucun des deux médicaments n'a pu prevenir les poussées de psoriasis.

Observation XXI.

D..., 28 ans, employé, entré le 7 janvier 1884, salle Cazenave, n° 49, pour un psoriasis léger, pityriasiforme, développé au niveau des surfaces d'élection : coudes, face interne du genou droit, front, nez, et ailes du nez, empiétant sur les joues.

9 janvier. Application d'éther pyrogallique à 10/100 recouvert

de traumaticine. Sur la face, la friction est faite avec ménagement et détermine un léger sentiment de cuisson, qui cesse au bout de quelques minutes.

Le 11. Aucune trace d'irritation. 2e friction.

Le 16. Un peu de démangeaison à la face et au coude gauche. Pas d'irritation. 3e friction.

Le 18. La face est guérie. Encore de la desquamation aux coudes, cependant l'affection semble céder. Friction aux coudes.

Le 21. On touche les coudes.

Le 23. Le malade sort guéri.

Chez ce malade, la guérison du psoriasis de la face a été obtenue en dix jours, après trois frictions, sans aucune espèce d'irritation. Comme toujours, les coudes ont résisté un peu plus longtemps.

Observation XXII.

Psoriasis en placards.

G... (Julien), 61 ans, journalier, entré le 7 janvier 1884, salle Cazenave, 46.

Le malade a été soigné à Saint-Louis, il y a vingt-cinq ans, pour des plaques blanches aux bras et aux coudes.

La poussée actuelle date de six mois environ et est arrivée peu à peu et progressivement à l'état où on l'observe aujourd'hui.

La lésion, disséminée sur toute la surface du corps, se présente sous la forme de plaques superficielles plus ou moins étendues, rouges, recouvertes de squames argentées, et de taches de petites dimensions présentant les mêmes caractères. Elles occupent le tronc et les membres.

On observe quelques taches de petit volume, d'un rouge vif, recouvertes d'écailles dans le creux axillaire droit. Du côté gauche, elles sont assez confluentes pour former un petit placard.

Des taches existent également au périnée ; mais elles sont plus rouges, moins sèches et sans squames. Elles s'étendent en avant et de chaque côté jusque dans les plis génito-cruraux.

9 janvier. 1re friction d'éther pyrogallique à 15/100 recouvert de traumaticine. L'éther s'évapore en quelques instants, et il se dépose, à la surface des plaques, une couche pulvérulente blanche.

Le 11. Le malade accuse un certain degré de prurit à la face interne et supérieure de la cuisse droite. La traumaticine tient encore sur la plupart des surfaces psoriasiques. Érythème pyrogallique général. 2e friction.

Le 14. La traumaticine tient encore partou. Légère amélioration de l'érythème pyrogallique.

Le 16. Bien qu'il n'ait pas été fait de friction la dernière fois, l'érythème persiste avec assez d'intensité, principalement aux membres inférieurs. Le malade accuse une vive cuisson Repos, bains et poudre d'amidon.

Le 18. On constate une diminution notable de l'érythème. On fait une troisième friction.

Le 21. L'enduit tient sur presque toutes les surfaces. L'érythème a reparu. Les creux axillaires et poplités sont le siège d'une vive rougeur et d'une tension douloureuse. On constate de plus de la rougeur au niveau des surfaces où la traumaticine a cédé. — Repos et bains.

Le 23. Beaucoup moins de desquamation. Disparition de l'érythème. Cependant l'aisselle gauche est rouge, suintante et très prurigineuse ; il y a une légère excoriation au jarret droit. On fait une friction, sauf sur ces parties.

La friction détermine une vive cuisson.

Le 25. Il n'y a presque plus d'irritation de l'aisselle. L'enduit tient sur la presque totalité des plaques. Bain.

Le 26. Résultat partiel et imparfait.

4 février. Amélioration continue. Nouvelle friction.

Le 6. La traumaticine tient encore. Bain.

Le 11. Presque guéri.

On touche les plaques des fesses et des jambes, où il y a encore une légère desquamation.

Le 16. Un grand nombre des surfaces psoriasiques présentent des excoriations. Repos.

Le 20. Il reste encore un peu de desquamation sur la bordure des plaques. On fait une friction.

Le 23. Guérison. Nulle part il n'y a de desquamation.

1er mars. Exéat. Les surfaces psoriasiques offrent une coloration brune.

Aux membres supérieurs, les plaques présentent une bordure saillante, un peu rouge et fissurée.

Le traitement, dont la durée a atteint environ six semaines, a été entravé chez ce malade par un érythème pyrogallique persistant et par des excoriations au niveau des plaques de psoriasis, qui ont plusieurs fois nécessité la suspension des frictions.

Observation XXIII.

Psoriasis invétéré en placards.

C... (Louis), 50 ans, maçon, entré le 12 novembre 1883, salle Cazen ve, nº 41.

Psoriasis datant de vingt ans et traité à plusieurs reprises par des frictions d'huile de cade et de pommade à l'acide pyrogallique.

Grands placards de psoriasis typique avec squames argentées siégeant aux deux coudes, à la région lombo-sacrée, aux membres inférieurs. Il existe en outre des placards de dimensions plus petites disséminés sur le tronc et les membres.

Traitement : frictions de savon noir, puis axonge, enfin friction de traumaticine chrysophanique.

8 décembre. Les lésions étant absolument stationnaires, on fait une application de chloroforme chrysophanique à 10/100 recouvert de traumaticine.

Le 14. Nouvelle friction.

Le 19. Très légère irritation autour des placards. Léger affaissement des placards, qui étaient considérables.

La solution est élevée à la dose de 15/100.

Le 22. Nouvelle friction plus énergique que les précédentes; lesquelles n'ont produit qu'une irritation chrysophanique très légère.

Le 28. Le psoriaris est encore en pleine activité. Nouvelle friction.

2 janvier. L'affection est manifestement réfractaire à l'action du médicament.

Les frictions aujourd'hui sont bornées au côté gauche.

Le 9. Vive irritation des placards, qui ont suinté. On fait néanmoins une application sur le côté droit, et une plus légère sur le côté gauche. Elle détermine de la cuisson.

Le 14. Le malade ne vient pas se faire examiner ; il garde le lit et se plaint de souffrir dans la jambe gauche. Nous allons l'examiner et nous trouvons la jambe rouge, chaude, douloureuse à la pression et notablement tuméfiée. L'inflammation s'atténue en allant vers la cuisse. Repos, bains.

Le 16. Le malade demande sa sortie.

Notons ici l'insuccès de la préparation, et le développement d'une inflammation aiguë de la jambe, avec douleur vive. Le malade étant sorti sur sa demande il n'a pas été possible de suivre la marche de cette inflammation.

Observation XXIV.

Psoriasis atypique, en placards.

B... (Jules), 63 ans, cuisinier, entré le 2 mai 1883, salle Cazenave, n° 47.

Malade rhumatisant, atteint de déformation des doigts, très débilité.

Il a subi un grand nombre de traitements pour son psoriasis qui date de 1855 : arsenic; alcalins; cautérisations à l'acide nitrique ; huile de cade, pommade à l'acide pyrogallique.

Le malade assure que les localisations de la maladie n'ont jamais varié et que les plaques n'ont jamais subi de régression ni d'extension.

Il existe une petite plaque large de trois travers de doigts sur quatre de longueur dans l'hypochondre droit, au-dessous du rebord des dernières fausses côtes.

Sur la région postérieure du tronc, au niveau de la colonne lombaire, sont trois autres plaques de dimensions à peu près égales, à contours irreguliers, toutes trois superposées et s'arrêtant au-dessus du sillon interfessier. Ces plaques sont recouvertes d'écailles grisâtres sur toute leur surface.

Il existe en outre une grande plaque blanche dans le cuir chevelu.

Traitement par la gélatine chrysophanique à 5/100 tous les deux jours et bains à partir du 11 juin.

3 juillet. Le traitement est régulièrement suivi et fort bien toléré. Amélioration très légère.

Le 18. Marche extrêmement lente. Huile de cade.

20 août. Le malade sort presque blanchi (?).

Il rentre à l'hôpital le 3 novembre. Le grand placard lombaire est redevenu absolument ce qu'il était auparavant.

Du 21 novembre 1883 au 2 janvier 1884, on fait cinq frictions avec la traumaticine chrysophanique à 10/100, puis un certain nombre de frictions avec le chloroforme chrysophanique recouvert de traumaticine d'abord à 10, puis à 15/100. Aucun résultat n'est obtenu. On abandonne alors l'acide chrysophanique pour faire une application d'éther pyrogallique à 15/100 dont on met plusieurs couches. L'éther s'évapore rapidement et il se dépose à la surface des plaques une couche pulvérente blanche. On recouvre de traumaticine.

Les frictions d'éther pyrogallique sont continuées jusqu'au 11 janvier. Insuccès.

Du 11 janvier au 8 mars, nous reprenons le traitement par le chloroforme chyrsophanique à 15 0[0 et nous n'obtenons qu'un résultat négatif.

En désespoir de cause, on essaye les frictions avec l'éther naphtol à 10/100 recouvert de traumaticine. L'application produit une légère cuisson. Elle laisse à la surface des placards, après évaporation de l'éther, une couche pulvérulente jaune.

Il est fait ainsi huit frictions avec l'éther naphtol jusqu'au 24 mars. L'insuccès est complet. Le malade est mis au traitement par l'huile de cade.

Insuccès. A aucun moment il n'y a eu d'érythème. Tous les moyens de traitement ont été épuisés : gélatine, puis traumaticine chrysophanique, éther pyrogallique, éther naphtol. Le psoriasis peut être regardé comme absolument incurable.

Observation XXV.

Psoriasis invétéré en placards.

C... (Pierre), 73 ans, cuisinier, entré le 26 novembre 1883, salle Cazenave, n° 40.

Très ancien psoriasis, à récidives fréquentes, soigné à plusieurs reprises dans le service par l'huile de cade.

Vastes placards, rouges, squameux, avec épaississement de la peau, siégeant sur les membres, le tronc, la région sus-pubienne, les organes génitaux. Traitement : huile de cade.

19 décembre. Le malade étant dans un mauvais état de santé, on suspend tout traitement.

Le 28. Etat général de santé assez rétabli pour qu'on puisse commencer les frictions de chloroforme chrysophanique à 15[100, recouvert de traumaticine, l'huile de cade n'ayant donné aucun résultat.

18 janvier. Sept frictions ont été faites. Aucune action curative. Pas d'érythème de voisinage, mais rougeur vive des surfaces psoriasiques.

11 février. Quatorze frictions. Les placards sont dans le même état. Le malade accuse une vive cuisson au niveau des placards, surtout au genou droit, où il y a quelque points excoriés. Insuccès.

Plusieurs frictions d'éther pyrogallique à 10/100 recouvert de traumaticine faites jusqu'au 18 février ne donnent pas de meilleur résultat. Le malade, sur sa demande, est remis au traitement par l'huile de cade.

Ici encore, on se trouve en présence d'un insuccès. Le psoriasis a résisté à tous les moyens qui lui ont été opposés.

CONCLUSIONS.

Les traumaticines médicamenteuses constituent un procédé de traitement du psoriasis commode, propre, qui a l'avantage de pouvoir être appliqué par le médecin lui-même.

Les applications n'ont pas besoin d'être renouvelées aussi souvent que lorsqu'on emploie les pommades.

Elles sont, d'une manière générale, contre-indiquées à la face et au cuir chevelu.

La traumaticine chrysophanique semble avoir contre les manifestations du psoriasis une action aussi efficace que la pommade à l'acide chrysophanique, et occasionne moins d'accidents que celle-ci. La durée moyenne du traitement est d'environ trois semaines.

Elle n'empêche ni les rechutes, ni les récidives.

La traumaticine pyrogallique a une moindre efficacité que la traumaticine chrysophanique.

INDEX BIBLIOGRAPHIQUE

BIETT. — Abrégé pratique des maladies de la peau. Paris, 1828.

CAZENAVE. — Dictionnaire en 30 vol. T. XXVI, p. 277.

RAYER. — Traité théorique et pratique des maladies de la peau, 1836.

GIBERT. — Traité pratique des maladies spéciales de la peau, 2e édition 1840 et 3e édition. T. I, Paris, 1860.

DEVERGIE. — Traité pratique des maladies de la peau, 2e édition. Paris, 1857.

DUPUY. — Traitement du psoriasis par le baume de copahu. Th. de Paris, 1857.

MAIRE. — Du psoriasis et de son traitement. Th. de Paris, 1859.

BAZIN. — Leçons théoriques et cliniques sur les affections génériques de la peau. T. I. Paris, 1862.

— Leçons théoriques et cliniques sur les affections cutanées de nature arthritique et dartreuse. 2e édition. Paris, 1868.

HARDY. — Leçons sur les affections cutanées dartreuses. Paris, 1862.

— Nouveau dictionnaire de médecine et de chirurgie pratiques. T. XXX, art. Psoriasis.

HEBRA. — Traité des maladies de la peau (traduction du Dr A. Doyon). T. I. Paris, 1869.

LALOY. — Du jaborandi, ses propriétés, son emploi dans le psoriasis. Th. de Paris, 1876.

LAILLER. — Leçons sur les maladies de la peau. Paris, 1877.

A. REGNAULT. — Bulletin de thérapeutique du 30 décembre 1878, (traduit du journal médico-chirurgical de Pesth, n° 30, 1878).

A. DOYON. — Lyon médical 1879, nos 6 et 7.

ARRAGON. — Traitement du psoriasis par l'acide pyrogallique comparé aux autres modes de traitement. Th. de Paris, 1879.

KAPOSI. — Leçons sur les maladies de la peau (traduites par E. Besnier et A. Doyon). T. I. Paris, 1881.

Annales de dermatologie et de syphiligraphie, 1re et 2e série.

SOMBRET. — De l'emploi du naphtol dans quelques affections cutanées. Th. de Paris, 1883.

DUHRING. — Traité pratique des maladies de la peau (traduction des Drs Barthélemy et Colson). Paris, 1883.

Paris. — A. PARENT, imp. de la Fac. de médec., A. DAVY, successeur, 52, rue Madame et rue M.-le-Prince, 14.

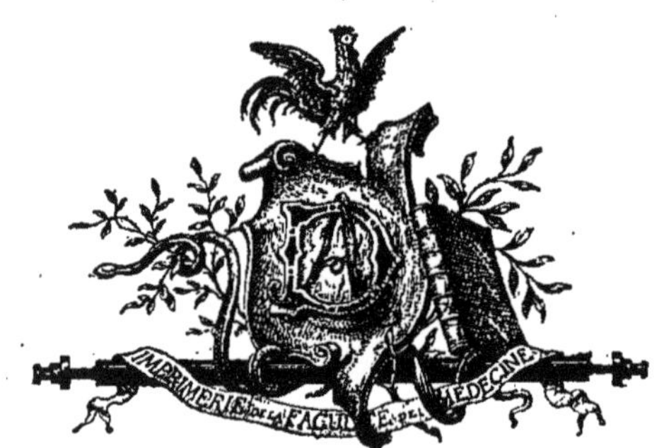
IMPRIMERIE DE LA FACULTE
MEDECINE

www.ingramcontent.com/pod-product-compliance
Ingram Content Group UK Ltd.
Pitfield, Milton Keynes, MK11 3LW, UK
UKHW021217230726
13926UKWH00003B/1071